Sven-David Müller
Christiane Weißenberger

Das große Kochbuch gegen Rheuma

Sven-David Müller • Christiane Weißenberger

Das große Kochbuch gegen Rheuma

■ Alle wichtigen Informationen für eine entzündungshemmende Ernährung
■ 140 neue Rezepte für die ganze Familie

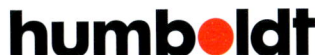

Bibliografische Information der Deutschen Nationalbibliothek
Die Deutsche Nationalbibliothek verzeichnet diese Publikation in der Deutschen Nationalbibliografie; detaillierte bibliografische Daten sind im Internet über http://dnb.ddb.de abrufbar.

ISBN 978-3-86910-333-4 (Print)
ISBN 978-3-86910-340-2 (PDF)
ISBN 978-3-86910-341-9 (EPUB)

Fotos:
Titelbild: Laura Adani – Stocksy.com
123rf.com: Mariia Komar: 29; David Pimborough: 35; Antonio Munoz Palomares: 41; Elena Elisseeva: 43, 65, 76; Dmytro Sukharevskyy: 46; Olha Afanasieva: 47; Tracy Hebden: 48; Sabina Schaaf: 54; Norman Kin Hang Chan: 69; Corinna Gissemann: 70, 182; Mara Zemgaliete: 71; Yana Gayvoronskaya: 98; lisa870: 106; Monika Adamczyk: 108; Lilyana Vynogradova: 143; Olga Kriger: 150; Roman Shyshak: 153; Daphoto: 172; Inspirestock International: 183
Fotolia.com: Johanna Mühlbauer: 15; Photocrew: 18; Wissmann Design: 24; Cogipix: 30; Mara Zemgaliete: 32; Pawel Strykowski: 33, 41; Andreas Franke: 37; Corinna Gissemann: 38, 75; cook_inspire: 40; Doris Heinrichs: 42; Barbara Pheby: 45; anna liebiedieva: 57; unpict: 58; Stephen Vickers: 80; vanillaechoes: 89; Simone Andress: 97; VL@D: 101; Brebca: 102; Subbotina Anna: 103; JJAVA: 111; gudrun: 123; Udo Kroener: 149; Yvonne Bogdanski: 151; Robert Anthony: 162; HLPhoto: 171; emmi: 173; Patrizia Tilly: 178; Christian Jung: 179
iStockphoto.com: HandmadePictures: 32; Piotr Rzeszutek: 34; Xxmmxx: 51; Robert Linton: 166; LauriPatterson: 174
Ingo Wandmacher: 16, 19, 21, 23, 27, 44, 49, 53, 55, 61, 63, 73, 79, 81, 83, 85, 89, 93, 105, 109, 113, 119, 121, 127, 135, 145, 161, 165, 169, 175, 177, 187

Abkürzungen:
EL	=	Esslöffel	kJ	= kJ (4,18 kJ = 1 Kilokalorie)
g	=	Gramm	l	= Liter
geh.	=	gehäuft	mg	= Milligramm
gem.	=	gemahlen	ml	= Milliliter
ger.	=	gerieben	Msp.	= Messerspitze
getr.	=	getrocknet	Pck.	= Päckchen
kcal	=	kcal	TK	= tiefgekühlt
kg	=	Kilogramm	TL	= Teelöffel

2., aktualisierte Auflage
© 2015, 2018 humboldt
Eine Marke der Schlüterschen Verlagsgesellschaft mbH & Co. KG,
Hans-Böckler-Allee 7, 30173 Hannover
www.schluetersche.de
www.humboldt.de

Verlag und Autoren übernehmen keine Haftung für Produkteigenschaften, fehlerhafte Anwendung oder bei eventuell auftretenden Schadensfällen. Jeder Benutzer ist zur sorgfältigen Prüfung der durchzuführenden Gesundheitshinweise verpflichtet. Jede Dosierung oder Applikation erfolgt auf eigene Gefahr.
Alle Rechte vorbehalten. Das Werk ist urheberrechtlich geschützt. Jede Verwertung außerhalb der gesetzlich geregelten Fälle muss vom Verlag schriftlich genehmigt werden.

Lektorat: Esther Gabler, Steinenbronn
Gestaltung: Schlütersche Verlagsgesellschaft mbH & Co. KG
Umschlaggestaltung: semper smile Werbeagentur GmbH, München
Satz: Die Feder, Konzeption vor dem Druck GmbH, Wetzlar
Druck und Bindung: Grafisches Centrum Cuno GmbH & Co. KG, Calbe

Inhalt

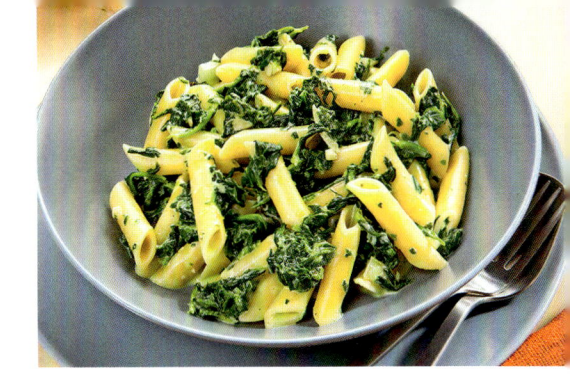

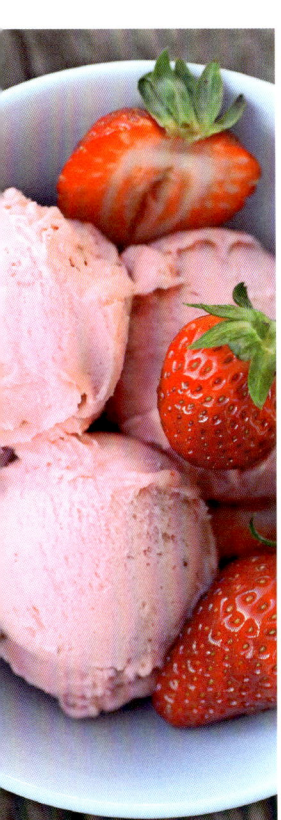

Vorwort	7
Volkskrankheit Rheuma	8
Die verschiedenen Rheumatypen	8
Die geläufigsten Rheuma-Medikamente	9
Die Ernährung umstellen – das ist jetzt wichtig	10
Ernährungsempfehlung für alle rheumatischen Erkrankungen	10
Ernährung bei chronischer Polyarthritis	12
Die ideale Kost: vegetarisch mit Fisch	16
Seien Sie nicht zu streng mit sich	17
Rezepte	19
Frühstück	19
Getränke und Smoothies	33
Vorspeisen und Snacks	49
Salate	63
Suppen	79
Saucen und Dips	97
Hauptgerichte	109
Hauptgerichte mit Fleisch	110
Hauptgerichte mit Fisch	120
Vegetarische Hauptgerichte	134
Beilagen	149
Abendessen	161
Desserts und Gebäck	177
Rezeptregister	188
Wichtige Adressen	190
Autoreninfo	191

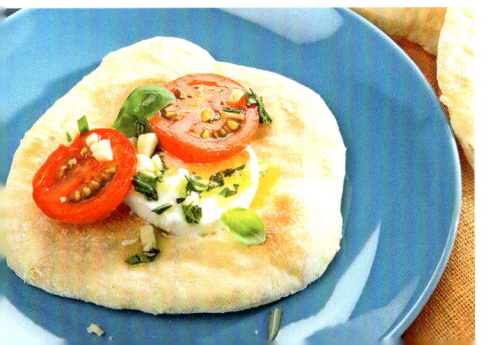
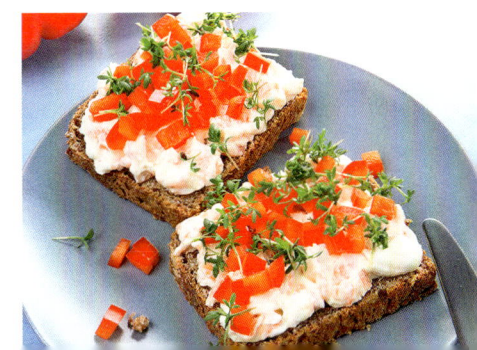

Vorwort

Liebe Leserin, lieber Leser,

es gibt leider keine ausgesprochene „Rheumadiät" – dazu sind die einzelnen rheumatischen Erkrankungen auch viel zu unterschiedlich. Doch Patienten, die ihre Ernährung auf eine gesunde, vollwertige Kost umstellen, unterstützen damit wirksam die Rheumatherapie. Die richtige Ernährungsweise kann helfen, Schmerzen zu lindern, Entzündungen zu reduzieren und den Krankheitsverlauf positiv zu beeinflussen. Von einer Ernährungstherapie profitieren insbesondere die entzündlich-rheumatischen Erkrankungen.

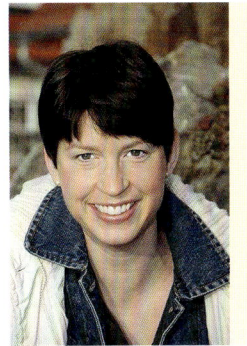
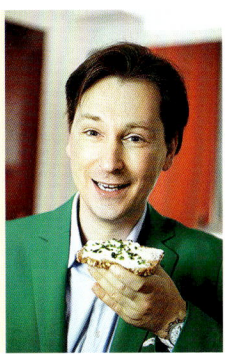

Viele Rheumatiker – natürlich nicht alle! – sind übergewichtig. Und Übergewicht lastet auf den Gelenken, dem Stoffwechsel und dem gesamten Körper. Daher ist erstes Ziel übergewichtiger Rheumatiker eine Gewichtsabnahme. Für alle Rheumatiker gilt, dass sie tierische Fette – außer die von Fischen und Meerestieren – meiden müssen. Das Fett in Butter, Schmalz, Sahne und fetten tierischen Lebensmitteln wie Wurst, Käse oder Fleisch verstärkt die Entzündungsprozesse und löst damit auch Schmerzen aus. Einfach ausgedrückt kann man sagen, dass pflanzliche Lebensmittel die Entzündung vermindern und Arachidonsäure aus tierischen Fetten wie Butter, Fleisch und Co. die Entzündung fördert. Omega-3-Fettsäuren aus Fisch, Meerestieren, Meeresalgen und bestimmten Pflanzenölen lindern erwiesenermaßen die Entzündungserscheinungen, wirken sogar schmerzhemmend und vermindern die Steifigkeit der Gelenke. Wichtig ist auch eine ausreichende Versorgung mit antientzündlichen Immunstoffen wie Vitamin C und E.

Wir begleiten Sie bei Ihrer Ernährungsumstellung mit 140 leckeren Rezepten für Frühstück, Mittagessen und Abendbrot – auch Desserts und Gebäck sind erlaubt. Unsere Rezepte sind alltagstauglich, für die ganze Familie bestens geeignet, leicht umzusetzen und unterstützen Sie wirkungsvoll bei der Gewichtabnahme. Sie sind arachidonsäurearm, reich an Omega-3-Fettsäuren und außerdem arm an tierischen Fetten, dafür voller gesunder Vitamine, Mineralstoffe und wertvoller Ballaststoffe und wirken so Entzündungen entgegen.

Alle Rezepte entsprechen den aktuellen Ernährungsrichtlinien, sind wissenschaftlich abgesichert und beweisen, dass Ernährungstherapie und Genuss keineswegs im Widerspruch stehen müssen.

Sven-David Müller

Christiane Weißenberger

Volkskrankheit Rheuma

Unter dem Begriff Rheuma (griechisch rheo = ich fließe) werden Beschwerden am Stütz- und Bewegungsapparat mit fließenden, reißenden und ziehenden Schmerzen zusammengefasst, die oft mit einer Einschränkung der Beweglichkeit einhergehen. Die medizinisch korrekte Bezeichnung für Rheuma ist „Krankheiten des rheumatischen Formenkreises".

Die verschiedenen Rheumatypen

Unter Rheuma werden mehr als 100 verschiedene Erkrankungen zusammengefasst, die Folgendes gemeinsam haben: eine Entzündung von Gelenken, Bindegewebe und Muskeln, die immer wieder aufflammt und zu Schmerz, Schwellung und Bewegungseinschränkung führt. Die Erkrankungen des rheumatischen Formenkreises sind nicht zuletzt wegen ihrer Vielzahl recht schwierig zu diagnostizieren.

Die Ursachen für Rheuma sind noch nicht vollständig erforscht. Wir wissen heute aber, dass erblichen Faktoren sowohl bei den entzündlichen („Entzündungsrheuma", z. B. Arthritis) als auch bei den verschleißbedingten rheumatischen Erkrankungen („Abnützungsrheuma", z. B. Arthrose) eine wesentliche Rolle spielen. Bakterielle Infektionen, Stress sowie chemische Einwirkungen (z. B. durch Metalle) und physikalische Beeinflussungen (z. B. durch schweres Tragen und Heben) sind wichtige Auslöser.

Gesichert ist außerdem, dass immunologische Mechanismen beteiligt sind: Bei rheumatischen Erkrankungen greift das Immunsystem den Körper an und verursacht so schmerzhafte Entzündungen. Man weiß auch, dass die Entzündungsprozesse von bestimmten hormonähnlichen Botenstoffen, den sogenannten Eicosanoiden, unterstützt werden. Das bedeutet im Umkehrschluss, dass Entzündungsprozesse im Körper vermindert werden, wenn der Körper wenig entzündungsfördernde Eicosanoide bildet. Eine Ernährung für Patienten mit chronischer Polyarthritis sollte folglich in erster Linie die Bildung dieser Botenstoffe verringern, doch dazu später mehr.

Die vier häufigsten Formen von Rheuma sind Arthritis, Arthrose, Weichteil-Rheumatismus und Wirbelsäulenverschleiß. Innerhalb dieser groben Gliederung gibt es viele Sonderformen, wie zum Beispiel die Gicht oder die Bechterewsche Krankheit (Morbus Bechterew). Sprechen Ärzte von Rheuma, meinen sie in der Regel die rheumatoide Arthritis, und hier besonders die chronische Polyarthritis. Damit wird eine chronische Entzündung der Gelenke bezeichnet, die vor allem die Finger-, Hand-, Ellbogen-, Knie-, Fuß- und Halswirbelsäulengelenke symmetrisch, also seitengleich links und rechts befällt.

Häufige Rheumaformen im Überblick

Die **chronische Polyarthritis** ist eine Erkrankung, bei der es zu Entzündungen der Gelenkflüssigkeit und im weiteren Verlauf zur Zerstörung des Gelenkknorpels kommt. Zu Beginn sind meist die kleinen Fingergelenke betroffen. Typisch sind Bewegungsschmerzen und Gelenkschwellungen mit Morgensteifigkeit.

Beim **Morbus Bechterew** sind die Wirbelsäule, die Extremitätengelenke und die Sehnenansätze entzündlich verändert. Besonders nachts und morgens treten Rücken-, Gesäß- und Wirbelsäulenschmerzen auf. Im Laufe der Jahre kommt es zu einer zunehmenden Bewegungseinschränkung der Wirbelsäule.

Die **reaktive Arthritis** ist eine entzündliche Gelenkerkrankung, die nach bakteriellen Magen-Darm-Infekten oder Infekten der Harnwege auftreten kann. Etwa zwei bis sechs Wochen nach dem Infekt treten Gelenkentzündungen, vor allem in den Beinen, auf.

Eine **Psoriasis-Arthritis** tritt bei 10 bis 20 Prozent der Schuppenflechte-Patienten auf. Oft sind wenige Gelenke von Entzündungen betroffen.

Kollagenosen sind eine uneinheitliche Gruppe von bestimmten Autoimmunerkrankungen, die vorwiegend Bindegewebe und Blutgefäße betreffen.

Vaskulitiden sind Entzündungen der Blutgefäße. Folge dieser Gefäßentzündungen ist eine Schädigung der betroffenen Organe.

Die geläufigsten Rheuma-Medikamente

Aufgrund der vielfältigen Krankheitsformen des Rheumas gibt es auch eine Reihe unterschiedlicher Medikamente (Antirheumatika). Nachteil dieser Medikamente sind relativ häufig auftretende Nebenwirkungen teils schwerwiegender Natur. Mithilfe der Medikamente kann aber die Lebensqualität der Betroffenen entscheidend verbessert werden! Schmerzen werden gelindert, Entzündungsprozesse verlangsamt und der Krankheitsverlauf günstig beeinflusst. Forschung und Entwicklung haben in den letzten Jahren im Bereich der Rheuma-Medikamente beachtliche Fortschritte gemacht. Für den Patienten heißt das: Es gibt auf dem Markt heute eine große Auswahl an wirksamen Präparaten, die eine echte Hilfe für das Leben mit der chronischen Erkrankung darstellen. Aktuell ordnet man die eingesetzten Arzneimittel in fünf Hauptgruppen ein:

- NSAR, nicht-steroidale Antirheumatika (entzündungshemmende Mittel, die kein Cortison enthalten)
- Cortisonpräparate
- Basistherapie, auch langwirksame Antirheumatika genannt (DMARDs)
- Biologika
- Analgetika (Arzneistoffe, die zur Schmerzbekämpfung eingesetzt werden)

Vordringliche Ziele der Therapie sind das Stoppen der Entzündung sowie die Schmerzlinderung. In der Praxis wird Ihr Arzt eine Medikamentenbehandlung speziell auf Sie zuschneiden.

Die Ernährung umstellen – das ist jetzt wichtig

Ernährungstherapie statt Medikamentenbehandlung – davon träumen viele Rheumatiker, die mit Nebenwirkungen zu kämpfen haben oder trotz Medikation unter starken Schmerzen leiden. Die richtige Ernährungsweise kann die Rheumatherapie beim Arzt leider nicht ersetzen, sie ist jedoch eine nebenwirkungsfreie, günstige – und genussvolle – Unterstützung im Kampf gegen die chronische Krankheit.

Ernährungsempfehlung für alle rheumatischen Erkrankungen

Erkrankungen des rheumatischen Formenkreises sind keine ernährungsbedingten Erkrankungen wie Gicht, erhöhte Blutfettwerte oder Diabetes mellitus Typ 2. Bereits Hippokrates beschrieb jedoch Beziehungen zwischen der Ernährungsweise und dem Erkrankungsverlauf von Rheuma. Bei rheumatischen Erkrankungen gilt es zunächst einmal, auf folgende diätetische Gesichtspunkte achten:

Unbedingt Mangelzustände vermeiden

Gerade entzündlich-rheumatische Erkrankungen sind oft schwere Allgemeinerkrankungen, die den Körper insgesamt schwächen und mit erheblichen Gewichtsverlusten einhergehen können. Genauso, wie Sie Übergewicht vermeiden sollten, müssen Sie umgekehrt auch darauf achten, dass Sie nicht zu stark an Gewicht verlieren. Also Vorsicht bei sogenannten „Rheuma-Diäten", die oftmals „Weglass-Diäten" sind (kein Fleisch, kein tierisches Eiweiß, kein Zucker etc.). Gerade bei Patienten, bei denen ohnehin schon das Risiko einer Mangelernährung besteht, sind diese Diäten nicht unproblematisch. Der Verzicht auf Zucker, Schokolade oder Schweinefleisch ist dabei noch das geringste Problem und im Regelfall unschädlich. Insbesondere eine strenge vegane Kost erfordert jedoch genaue Kenntnisse im Ernährungsaufbau, der Ernährungszusammenstellung und der Zubereitung, damit keine Mangelzustände auftreten und Muskelabbau, Schwächung des Immunsystems und Infektanfälligkeit vermieden werden.

Übergewicht auf jeden Fall vermeiden

Vor allem wenn gewichtstragende Gelenke wie Kniegelenke betroffen sind, sind diese durch verstärkte Belastung und Überbeanspruchung zusätzlich gefährdet. Da sich Patienten mit rheumatischen Erkrankungen wegen der Schmerzen häufig weniger bewegen und damit folglich weniger Kalorien verbrauchen, erhöht sich ihr Risiko für Übergewicht. Außerdem führt die Behandlung mit Hydrocortison und ähnlichen Medikamenten oft zu einer Gewichtszunahme. Denken Sie daran: Jedes Kilo zu viel belastet Ihren Bewegungsapparat. Eine Gewichtsreduktion ist für Sie als Rheumatiker der erste und wichtigste Schritt zur Schmerzreduktion!

Zielwert ist dabei ein Body-Mass-Index (BMI) zwischen 18,5 und 25. Dieser berechnet sich aus Körpergewicht in kg geteilt durch Körperlänge in m² und wird wie folgt bewertet:

BMI ab 40:	starkes Übergewicht
BMI 30–39:	Übergewicht
BMI 26–29:	leichtes Übergewicht
BMI 18,5–25:	Ihr Gewicht ist in Ordnung
BMI <18,5:	Untergewicht

BMI-Rechner können Sie problemlos im Internet finden.

Nach jahrelangen Diskussionen darüber, wie man am besten abnimmt, ist heute klar, dass eine fettarme, aber nicht fettfreie Ernährung guten Erfolg verspricht. Ein Gewichtsverlust von 500 Gramm pro Woche bei einer Diät mit 1200 bis 1500 Kalorien ist dabei völlig ausreichend. Rheumapatienten sollten sich vor jeder Diät von einem Arzt oder Ernährungsexperten beraten lassen. Die Krankenkassen unterstützen solche Maßnahmen und benennen auch entsprechende Beratungsstellen.

Hierauf sollten Sie als Rheumatiker besonders achten:

Die direkte Energieversorgung des Körpers stammt aus **kohlenhydratreichen** Nahrungsmitteln wie Getreideprodukten, Gemüse, Salat, Kartoffeln und Obst. Mit Ausnahme von Zucker und Weißmehlprodukten sind kohlenhydratreiche Nahrungsmittel relativ kalorienarm, aber reich an wertvollen Ballaststoffen. Kohlenhydrate sind ideal für alle Menschen, die sich gesund ernähren möchten – und eine optimale Versorgung mit Nährstoffen und Vitaminen ist besonders wichtig, wenn Sie Rheuma haben. Bevorzugen Sie Vollkornprodukte. Außerdem sollten in jeder Mahlzeit reichlich Ballaststoffe aus Gemüse und Obst vorkommen, da diese das Halten des Gewichtes oder auch eine Diät unterstützen. Die Deutsche Gesellschaft für Ernährung (DGE) empfiehlt, dass Kohlenhydrate bezogen auf den gesamten Energiebedarf eines Menschen den größten Anteil ausmachen sollten, nämlich täglich mehr als 50 Prozent der Energiemenge.

Nicht Kartoffeln, Reis, Nudeln, Brot oder Bananen sind die Dickmacher der Nation, sondern die großen Fleisch- und Wurstportionen, die auch den Arachidonsäure-Spiegel erhöhen. Damit führen sie bei Rheumatikern nicht nur zu Übergewicht, sondern verursachen außerdem Schmerzen. Im Gegensatz zu Fett machen Kohlenhydrate, die ja in allen pflanzlichen Lebensmitteln vorkommen, nicht dick und enthalten keine Arachidonsäure.

Eiweiß dient dem Körper als Baustoff, beispielsweise für Muskulatur und Hormone. Rheumatiker decken ihren Eiweißbedarf am besten über pflanzliche Nahrungsmittel, fettarme Milchprodukte und insbesondere Fisch. Fisch ist doppelt gut, denn er enthält auch die für Rheumatiker so wichtigen Omega-3-Fettsäuren (siehe auch Seite 13).

Fett ist der energiereichste Nährstoff. Rheumatiker sollten ausschließlich hochwertige, Vitamin-E-reiche Pflanzenöle und Diät- oder Reformmargarine verwenden. Das ideale Pflanzenöl ist das Rapsöl, da es Omega-3- und Omega-6-Säuren im optimalen Verhältnis enthält. Gesund sind außerdem Lein- und Walnussöl. Aus frisch gepresstem, extra nativem Olivenöl haben Wissenschaftler des Monell Chemical Senses Center in Philadelphia eine

Substanz isoliert, die die gleichen pharmakologischen Eigenschaften wie Ibuprofen besitzt. Rheumatiker, insbesondere übergewichtige, sollten auch die „richtigen" Fette nur sparsam einsetzen. Wenn Sie unter erhöhten Blutfetten leiden, sollten Sie pflanzliche Halbfettmargarine verwenden. Butter, Sahne und Schmalz fördern den Rheumaschmerz und sollten daher ganz gemieden werden.

Die richtigen Fette sind für Rheumatiker besonders wichtig, da sie den Schmerz deutlich vermindern können und dazu beitragen, die Medikamentendosis zu reduzieren (siehe auch Seite 13).

Richtig trinken bei Rheuma

Jeder Mensch sollte täglich mindestens 1,5 Liter trinken. Bei einer ballaststoffreichen Ernährung müssen es sogar zwei Liter sein. Besonders Mineralwasser, Kräuter- und Früchtetee sind hier zu empfehlen, denn zuckerreiche Limonaden und Cola-Getränke sind sehr kalorienreich. Von Kaffee, grünem Tee oder starkem Schwarztee sollten Sie täglich nicht mehr als vier Tassen trinken.

Besonders interessant für Rheumapatienten ist der grüne Tee, denn er enthält entzündungshemmende Inhaltsstoffe aus der Gruppe der Catechine. Es konnte nachgewiesen werden, dass durch diesen sekundären Pflanzenstoff der Entzündungsaktivator TNF-α in Knorpelzellen gehemmt werden kann. Wenn Sie Schmerzen haben, sollten Sie deshalb jeden Tag drei bis vier Tassen grünen Tee trinken. Noch mehr Polyphenole aus dem grünen Tee können in Ihrem Körper wirksam werden, wenn Sie den Saft einer frisch gepressten (Bio-)Zitrone in den Tee geben. Allerdings sollte der Tee dann nicht heißer als 70 Grad sein.

Mineralwasser versorgt Sie nicht nur mit Flüssigkeit, sondern auch mit lebensnotwendigen Mineralien, wie Calcium. Auch Gemüsesaft ist sehr gesund, wenn er nicht zu salzreich ist. Menschen, die unter entzündlichen oder degenerativen Gelenkerkrankungen leiden, sollten Getränke bevorzugen, die reichlich Vitamine und Mineralstoffe enthalten. Das sind beispielsweise Obst- und Gemüsesäfte wie Kirsch- und Karottensaft.

Ernährung bei chronischer Polyarthritis

Patienten, die unter einer chronischen Polyarthritis leiden, können ihre Beschwerden verringern und gegebenenfalls Medikamente einsparen, wenn sie sich richtig ernähren. Hierzu gehören reichlich pflanzliche Lebensmittel, zweimal pro Woche Fisch und die Einschränkung von Lebensmitteln, die tierische Fette enthalten. Auf diese Weise können die Beschwerden gelindert und gegebenenfalls Medikamente eingespart werden.

Gar nicht gut: Arachidonsäure

In den letzten Jahren ist viel über Entzündungsvorgänge geforscht worden. Heute weiß man: Durch äußere Reize, aber auch durch „Fehlsteuerung" des Immunsystems können spezielle weiße Blutkörperchen aktiviert werden. Wenn sie erhöht sind, deutet das fast immer auf eine Entzündung im Körper hin. Über eine Reaktionskette wird dann aus der Zellwand Arachidonsäure freigesetzt, die wiederum zu Entzündungs-Vermittlerstoffen (Prostaglandine, Leukotrine) umgewandelt wird. So kommt es zu den Entzündungsanzeichen wie Schmerz, Schwellung und Überwärmung.

Arachidonsäure ist eine mehrfach ungesättigte Fettsäure, die überall im Körper vorkommt und zum größten Teil über die Nahrung aufgenommen wird. Sie ist nur in tierischen Nahrungsmitteln zu finden; besonders häufig in Fleisch, Eigelb und Milchfett. Wenn Sie darauf achten, Ihrem Körper möglichst wenige solcher Nahrungsmittel und dafür mehr pflanzliche Kost zuzuführen, steht dem Organismus weniger Arachidonsäure zur Verfügung – und damit weniger Ausgangssubstanz für mögliche Entzündungsreaktionen.

Omega-3-Fettsäuren: gesunde Gegenspieler der Arachidonsäure

Eine Ernährung, die arm an schädlicher Arachidonsäure und reich an Omega-3-Fettsäuren ist, hemmt die Bildung von körpereigenen Stoffen, die eine Entzündungsreaktion des Körpers einleiten oder aufrechterhalten. In Pflanzenölen wie Walnuss-, Raps-, Lein- oder Sojaöl kommen Omega-3-Fettsäuren vor, die im Körper in derartige Arachidonsäure-Konkurrenten umgewandelt werden können. Besonders viel von diesen gesunden Fettsäuren (etwa Eicosapentaensäure und Docosahexaensäure) enthalten fettreiche Fischsorten, vor allem Kaltwasserfische, und Fischöl. Die schädigende Wirkung der ebenfalls enthaltenen Arachidonsäure wird durch die Omega-3-Fettsäuren ausgeglichen. Zusätzlich reduzieren sie die Bildung von Arachidonsäure im Stoffwechsel.

Arachidonsäure in Lebensmitteln (mg/100 g)

Schweineschmalz	1700
Schweineleber	460
Eigelb	210
Leberwurst	200
Hähnchenfleisch	170
Butter	110
Ei	60
Karpfen	60
Makrele, geräuchert	60
Kalbfleisch	50
Schinken, gekocht	50
Emmentaler, 45 % F. i. Tr.	30
Edamer, 45 % F. i. Tr.	28
Camembert, 45 % F. i. Tr.	22
Forelle	20
Kabeljau	20
Trinkmilch, 3,5 % Fett	4
Joghurt, 1,5 % Fett	2
Kartoffeln, Obst, Gemüse, Nüsse	0
Sojaprodukte	0
Pflanzliche Fette und Öle	0

Omega-3-reiche Lebensmittel (mg/100 g)

Lebertran	8,6
Kaviar	1,8
Schwarzer Heilbutt, geräuchert	1,5
Matjeshering, gesalzen	1,5
Thunfisch, gebraten oder Fischzuschnitt	1,2
Sprotte, geräuchert	1,1
Sprotte, frisch	1,0
Bückling	1,0
Makrele, frisch, gegart oder Fischzuschnitt	0,9

Neben Fisch sollten Sie regelmäßig Omega-3-haltige Pflanzenöle verzehren: Rapsöl enthält 9, Walnussöl 12 und Speise-Leinöl sogar 54 Prozent Omega-3-Fettsäuren. Mit Rapsöl können Sie gut anbraten, Walnussöl passt gut in Salat und Speise-Leinöl eignet sich für Milchspeisen (etwa Quark mit Leinöl und Früchten) und in geringer Dosierung zum Salat oder in Müsli.

Menschen mit Rheuma sollten – ebenso wie gesunde Menschen – täglich 250 Milligramm Omega-3-Fettsäuren zu sich nehmen, das entspricht ein bis zwei Esslöffeln Rapsöl. Eine Portion Fettfisch sollte mindestens ein-, besser zweimal pro Woche auf dem Speiseplan stehen.

Antioxidative Vitamine und Mineralstoffe

Ungünstige chemische Reaktionen, wie die Umwandlung der Arachidonsäure in Entzündungsstoffe, können durch sogenannte Antioxidantien gehemmt werden. Sie schützen vor den freien Radikalen, die durch Oxidation im Körper Schaden anrichten können. Bekannte Antioxidantien sind Vitamin C und Vitamin E. Auch das Spurenelement Selen wird dazugezählt. Durch den chronischen Entzündungsprozess hat der Körper einen erhöhten Bedarf an Antioxidantien.

> **Den Teufelskreis Oxidation durchbrechen**
> - Vitamin E schützt vor der Oxidation der Arachidonsäure zu Entzündungsvermittlern.
> - Vitamin C regeneriert das oxidierte Vitamin E.

Vitamin E Bei vielen Rheumapatienten ist der Vitamin-E-Spiegel zu niedrig. Doch wissenschaftliche Studien ergaben, dass bei Zugabe von Vitamin E die Schmerzen zurückgingen, die Beweglichkeit verbessert wurde, die Griffstärke zunahm, die Morgensteifigkeit abnahm sowie die schmerzfreie Gehzeit verlängert wurde. Der Vitamin-E-Bedarf bei entzündlichem Rheuma beträgt täglich 120 bis 150 Milligramm; das entspricht dem zehn- bis zwölffachen Bedarf eines gesunden Erwachsenen. Laut Untersuchungen profitieren vor allem Männer von einer erhöhten Vitamin-E-Zufuhr. Da ein erhöhter Vitamin-E-Bedarf mit Lebensmitteln nur schwer abzudecken ist, empfiehlt sich die Einnahme in Kapselform. Gleichzeitig sollten aber die „Vitaminkiller" Alkohol und Nikotin unbedingt gemieden werden.

Vitamin E in Lebensmitteln (mg/100 g)

Weizenkeimöl	155
Sonnenblumenöl	61
Pflanzliche Öle, Linolsäure 30–60 %	61
Distelöl	44
Sonnenblumenkerne	37
Haselnüsse	26
Mandeln	26
Maiskeimöl	26
Palmkernfett	26

Vitamin C Auch Vitamin C wirkt antioxidativ. Bei entzündlichem Rheuma reduziert es das Vorkommen oxidierter Vitamin-E-Radikale. Einmal verwertetes, unwirksam gewordenes Vitamin E wird in seine wirksame Form zurückgeführt. Der

Vitamin-C-Bedarf bei Rheuma beträgt täglich 150 bis 500 Milligramm – das entspricht dem doppelten bis fünffachen Bedarf eines gesunden Erwachsenen. Vitamin C hat einen positiven Einfluss auf die Entwicklung des Gelenkknorpels, schützt ihn vor zusätzlichen Veränderungen im Rahmen von Abbauvorgängen und ist wichtig für die Bildung von Kollagen in der Knorpelgrundsubstanz.

Vitamin C in Lebensmitteln (mg/100 g)

Hagebuttenmark	2060
Schwarze Johannisbeere	189
Rote Paprika	140
Grüne Paprika	139
Fenchel	93
Papaya	82
Blumenkohl	73
Kiwi	71
Erdbeere	65

Selen Das Spurenelement ist wichtig für die Entstehung des Enzyms Glutathionperoxidase, das selbst ein starker Radikalfänger ist. Bei Rheumapatienten ist der Selenspiegel oftmals erniedrigt. Sie haben einen doppelt so hohen Bedarf wie Gesunde, nämlich 200 Mikrogramm pro Tag. Selen ist in Fisch, aber auch in Hülsenfrüchten und Getreide zu finden.

Mit Calcium Osteoporose vorbeugen

Eine ausreichende Zufuhr von Vitamin D und Calcium ist wichtig zur Vorbeugung einer Osteoporose (Knochenschwund), wie sie vor allem bei aktivierter, entzündlicher Arthrose häufiger auftreten kann, insbesondere dann, wenn eine Dauerbehandlung mit Hydrokortison erforderlich ist.

Empfohlen wird eine tägliche Zufuhr von Calcium in einer Menge von 1000 bis 1500 Milligramm. Zur Orientierung: Ein halber Liter Milch enthält ungefähr 500 Milligramm Calcium.

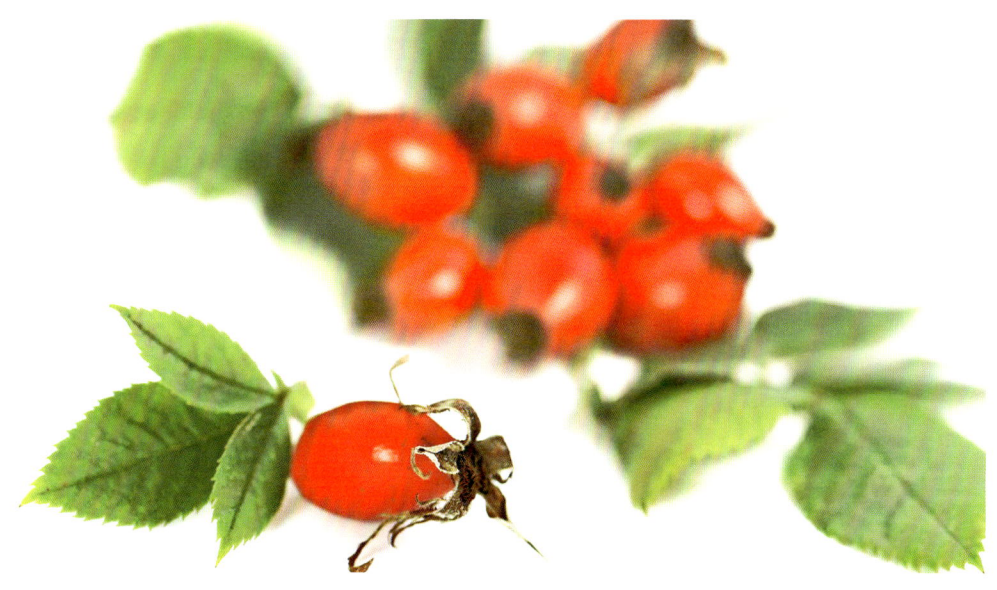

Calcium in Lebensmitteln (mg/100 g)	
Parmesan (36 % Fett)	1178
Emmentaler (45 % Fett)	1029
Gouda (45 % Fett)	820
Edamer (30 % Fett)	800
Mozzarella	632
Mandeln	252
Haselnüsse	226
Sojabohnen	201
Voll- und Magermilch	120
Joghurt (1 % Fett)	130

Die ideale Kost: vegetarisch mit Fisch

Rheumatologen und Ernährungswissenschaftler empfehlen für Rheumapatienten eine lacto-vegetarische Kost, die durch Fisch ergänzt wird. Das Wort „lacto" steht für Milch und Milchprodukte, „vegetarisch" für Lebensmittel pflanzlichen Ursprungs. Diese Ernährung besteht zum größten Teil aus pflanzlichen Lebensmitteln, die keine entzündungsfördernde Arachidonsäure enthalten, und lässt außerdem Milch und Milchprodukte zu – Rheumapatienten sollten hier jedoch die fettarmen Varianten wählen. Zusätzlich

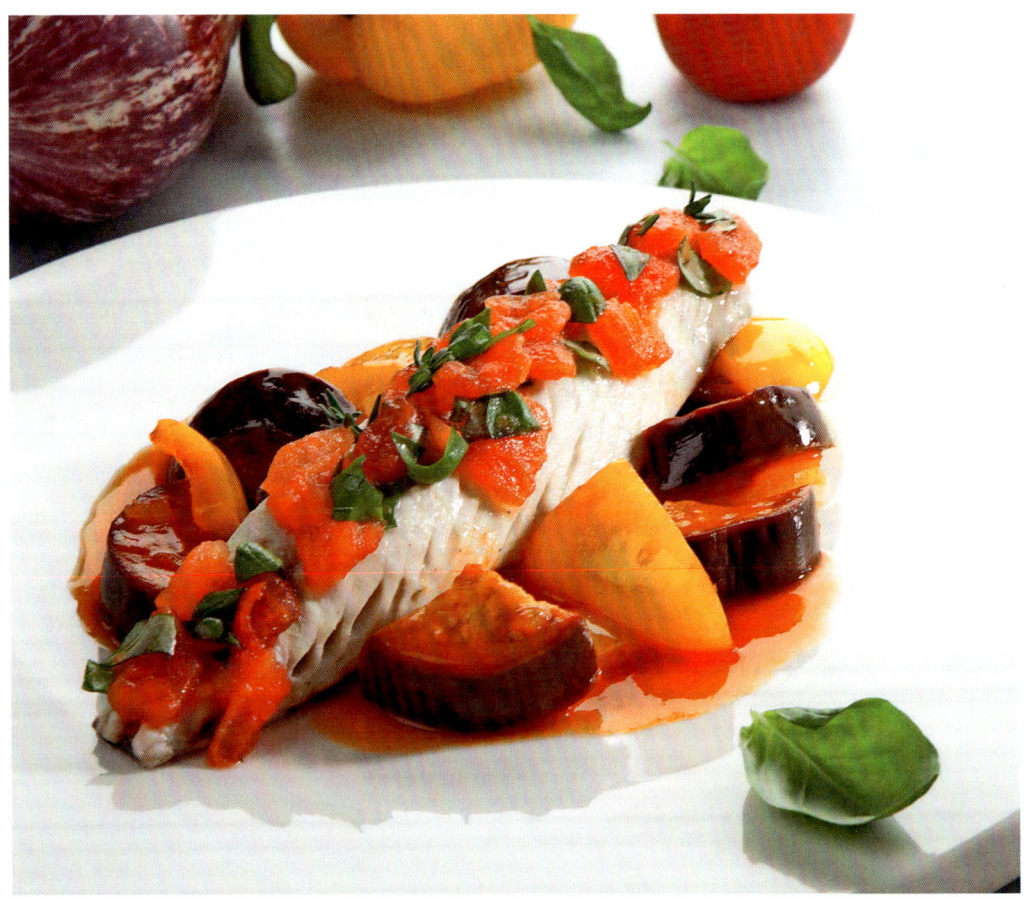

sollten sie Fisch essen, der normalerweise nicht Bestandteil einer vegetarischen Ernährungsform ist. Fleisch und fettreiche Milchprodukte wie Sahne oder fetter Käse werden dagegen weitestgehend ausgeklammert.

Müssen Sie auf Fleisch, Wurst und Käse verzichten?

Auch wenn viele tierische Produkte die für Rheumapatienten schädliche Arachidonsäure enthalten, gilt der Satz des Paracelsus: „Alle Dinge sind Gift und nichts ist ohne Giftigkeit; allein die Dosis macht, dass ein Ding ein Gift ist." Das bedeutet für Sie:

- Essen Sie maximal ein bis zwei kleine, fettarme Fleischmahlzeiten pro Woche. Eine Fleischmahlzeit ist dann klein, wenn das rohe Fleisch nicht mehr als 100 Gramm wiegt. Ideal sind auch Hackfleischgerichte, denn in den Hackfleischteig können Sie beispielsweise arachidonsäurefreie Karottenraspel, Haferflocken oder auch Quark geben und so den Fleischanteil reduzieren.
- Wählen Sie aus der Tabelle auf Seite 13 arachidonsäurearme Produkte aus und meiden Sie Innereien, denn diese sind für Sie besonders schädlich.
- Zweimal pro Woche dürfen Sie Wurst oder Käse essen. Wählen Sie einen Käse mit maximal 30 % F. i. Tr. aus. Besonders fettarm sind Hüttenkäse oder Harzer Käse. Wurst enthält immer mehr Arachidonsäure als fettarmer Käse und sollte daher höchstens einmal pro Woche, möglichst in Form von gekochtem Schinken, Putenbrust, fettarmer Aspikwurst oder Corned Beef, auf dem Speiseplan stehen.
- Versuchen Sie statt Wurst häufiger Fisch zum Brot zu essen. Dafür eignen sich Hering, geräucherte Makrele, Forelle, Aal oder auch Thunfisch aus der Dose. Damit erhöhen Sie gleichzeitig die Zufuhr von Omega-3-Fettsäuren.

Seien Sie nicht zu streng mit sich

Viele rheumatische Erkrankungen gehen mit einem Verlust an Lebensqualität einher. Wenn Sie Essen und Trinken genießen, sollte dieser Umstand in die ärztlichen Ratschläge und in Ihre persönliche Entscheidungen für oder gegen bestimmte Behandlungsformen eingehen. Eine gesunde Lebensführung im Allgemeinen und speziell bei rheumatischen Erkrankungen ist sinnvoll und empfehlenswert – aber nicht alle Empfehlungen zu Essen und Trinken, Leben und Lebensführung sind wissenschaftlich fundiert. Ernährungsempfehlungen, die eine Heilung versprechen, sind unseriös und können getrost ignoriert werden.

Insgesamt gilt:
- Die Ernährung sollte mit Ihrem täglichen Leben vereinbar sein.
- Die Ernährung sollte zu mehr Lebensqualität führen.
- Jede einseitige oder ausgefallene Ernährung ist überflüssig oder sogar schädlich.

Die wichtigsten Ernährungsregeln auf einen Blick

- **Fleischkonsum auf zwei Fleischmahlzeiten pro Woche begrenzen:** Essen Sie wenig Fleisch und Wurst, da das enthaltene Fett reich an Arachidonsäure ist. Bevorzugen Sie fettarme Sorten.
- **Tierische Fette wie Butter stark reduzieren:** Verwenden Sie Pflanzenöle sowie Koch-, Back- und Streichfette, die reich an Vitamin E und Omega-3-Fettsäuren sind (beispielsweise Raps- oder Sojaöl).
- **Zwei Fischmahlzeiten pro Woche:** Bevorzugen Sie Fische wie Lachs, Makrele und Hering, die besonders viel Omega-3-Fettsäuren enthalten.
- **Stellen Sie pflanzliche Lebensmittel in den Mittelpunkt Ihrer Ernährung:** Viel frisches Obst und Gemüse (Vitamin A und C). Verwenden Sie für Salate außerdem Rapsöl, da es viel Omega-3-Fettsäuren enthält.
- **Setzen Sie reichlich Getreideprodukte und öfter Hülsenfrüchte auf Ihren Speiseplan:** Sie enthalten z. B. Selen und reichlich Ballaststoffe.
- **Trinken Sie nur wenig Alkohol:** Alkohol kann die Entzündung verstärken und den Knochenabbau fördern.
- **Trinken Sie einen halben Liter fettarmer Milch pro Tag:** Zur Vorbeugung vor Osteoporose eignet sich außerdem fettarmer Joghurt oder Magerquark.
- **Bewegen Sie sich an der frischen Luft:** Eine halbe Stunde pro Tag trägt maßgeblich zur Vitamin-D-Bildung bei und beugt ebenfalls einer Osteoporose vor.

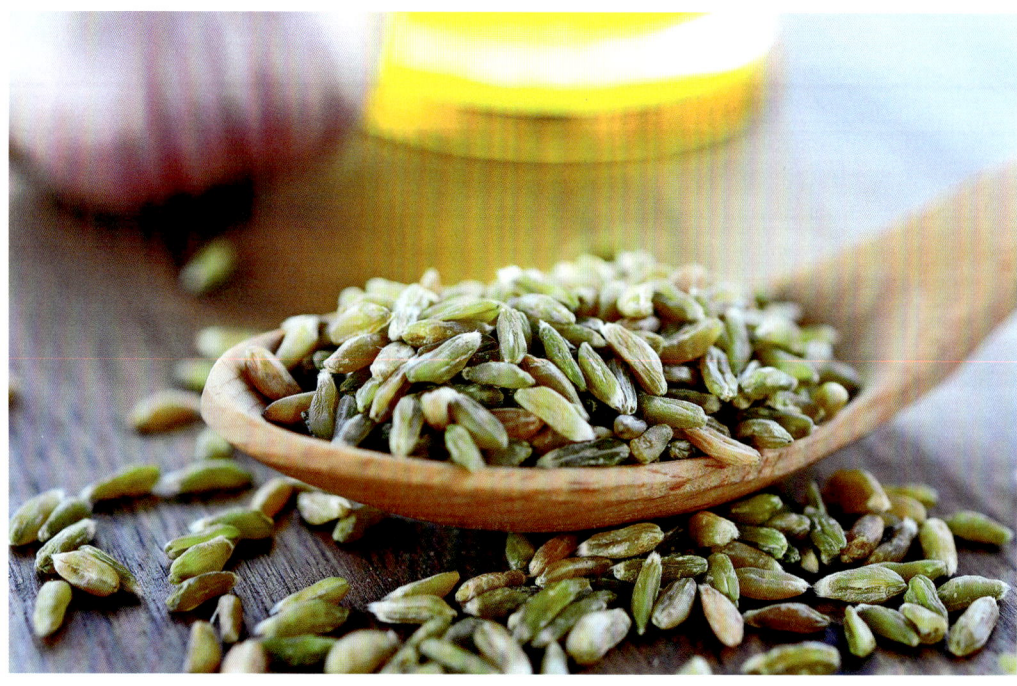

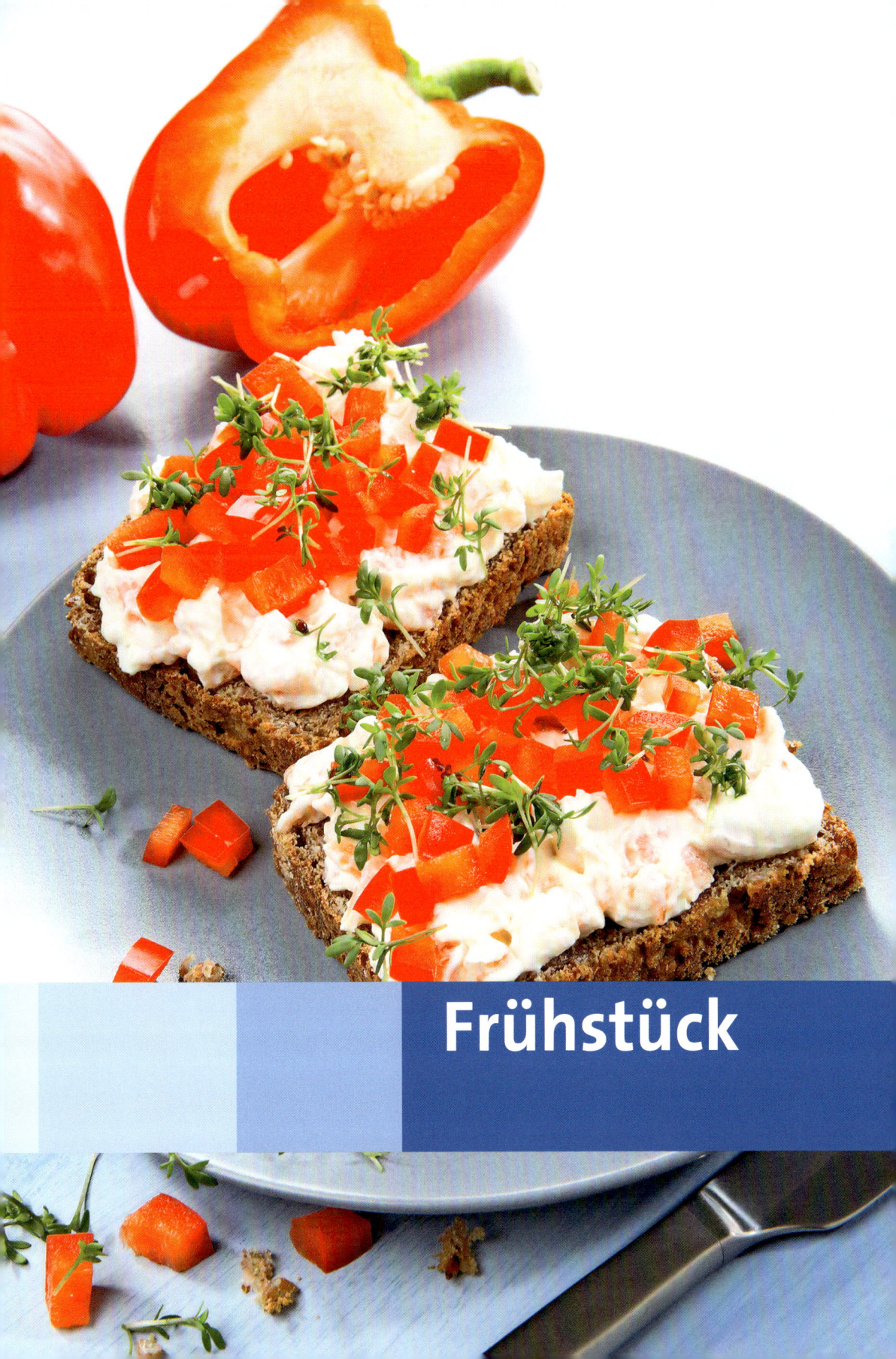

Frühstück

Apfel-Müsli

Knackig-frisch, gelingt leicht

Zutaten für 2 Portionen

4 geh. EL Haferflocken
1 EL Leinsamen
1 kleines Glas Apfelsaft, ohne Zuckerzusatz (100 ml)
1 EL Walnusskerne
2 kleine Äpfel
1 EL Zitronensaft
2 Becher Joghurt, 1,5 % Fett
1 EL Leinöl

Zubereitungszeit
15 Minuten
Quellzeit
30 Minuten

Nährwerte pro Portion
485 Kilokalorien/2027 Kilojoule
17 g Eiweiß
21 g Fett
51 g Kohlenhydrate
9 g Ballaststoffe
262 mg Calcium
21 mg Vitamin C
3 g Omega-3-Fettsäuren

Zubereitung

1| Haferflocken und Leinsamen mit Apfelsaft in eine Schüssel geben und 30 Minuten quellen lassen.
2| Walnüsse grob hacken. Äpfel waschen, halbieren, entkernen und Apfelhälften auf einer Gemüseraspel fein reiben. Sofort mit Zitronensaft beträufeln und zusammen mit dem Joghurt und dem Leinöl unter die Haferflockenmasse rühren.

Küchentipps

Der Vitamin-C-Gehalt lässt sich durch die Auswahl der Obstsorten steigern. Sehr Vitamin-C-reich sind z. B. Beeren- oder Zitrusfrüchte und Kiwis.
Wer möchte, kann das Müsli noch mit etwas flüssigem Süßstoff, Stevia oder etwas Honig süßen. Auch mit Agaven-Dicksaft können Müslis sehr gut nachgesüßt werden.

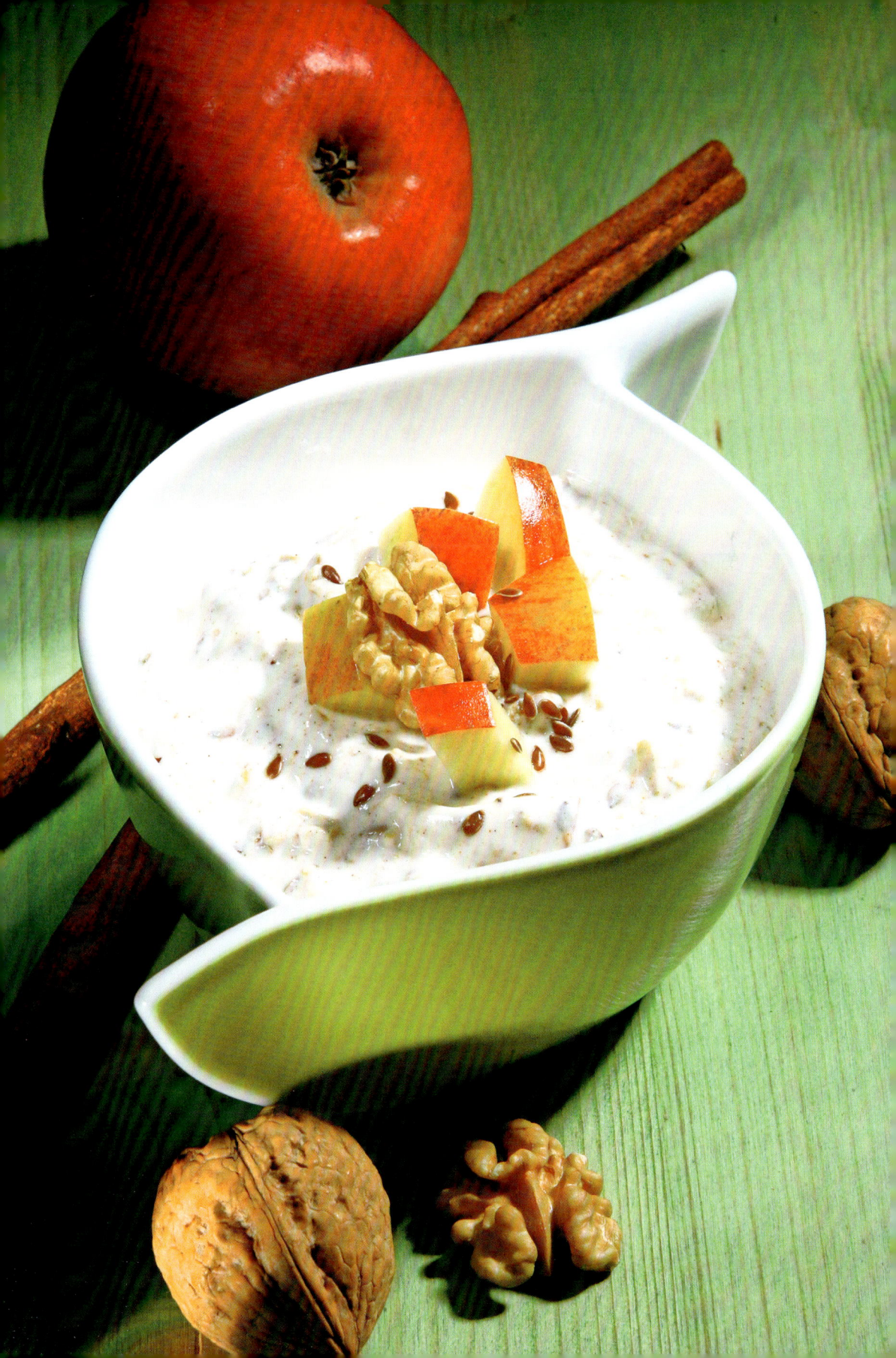

Lachs-Frischkäsebrot mit Paprikawürfel

Geht schnell und einfach

Zutaten für 2 Portionen

2 EL Frischkäse, fettreduziert
1 EL Milch, 1,5 % Fett
2 Scheiben geräucherter Lachs
½ TL Meerrettich (Glas)
Pfeffer, Salz
1 geh. EL Kresse
1 rote Paprikaschote
2 große Scheiben Dinkelvollkornbrot (ca. 120 g)

Zubereitungszeit
10 Minuten

Nährwerte pro Portion
225 Kilokalorien/942 Kilojoule
13 g Eiweiß
7 g Fett
27 g Kohlenhydrate
7 g Ballaststoffe
71 mg Calcium
62 mg Vitamin C
0,5 g Omega-3-Fettsäuren

Zubereitung

1| Frischkäse mit Milch glatt rühren. Lachs in kleine Stücke schneiden und mit dem Meerrettich und den Gewürzen unter den angerührten Frischkäse mischen. Kresse waschen und abtropfen lassen. Paprika waschen, halbieren, Kerne und Samenwände entfernen und die Paprikahälften in kleine Würfel schneiden.

2| Den Lachsfrischkäse auf den beiden Brotscheiben verteilen, mit Kresse und Paprikawürfel bestreut servieren.

Serviertipp
Genießen Sie zu den Frischkäsebroten einen unserer leckeren Smoothies. Ein Rezept dazu finden Sie auf Seite 40.

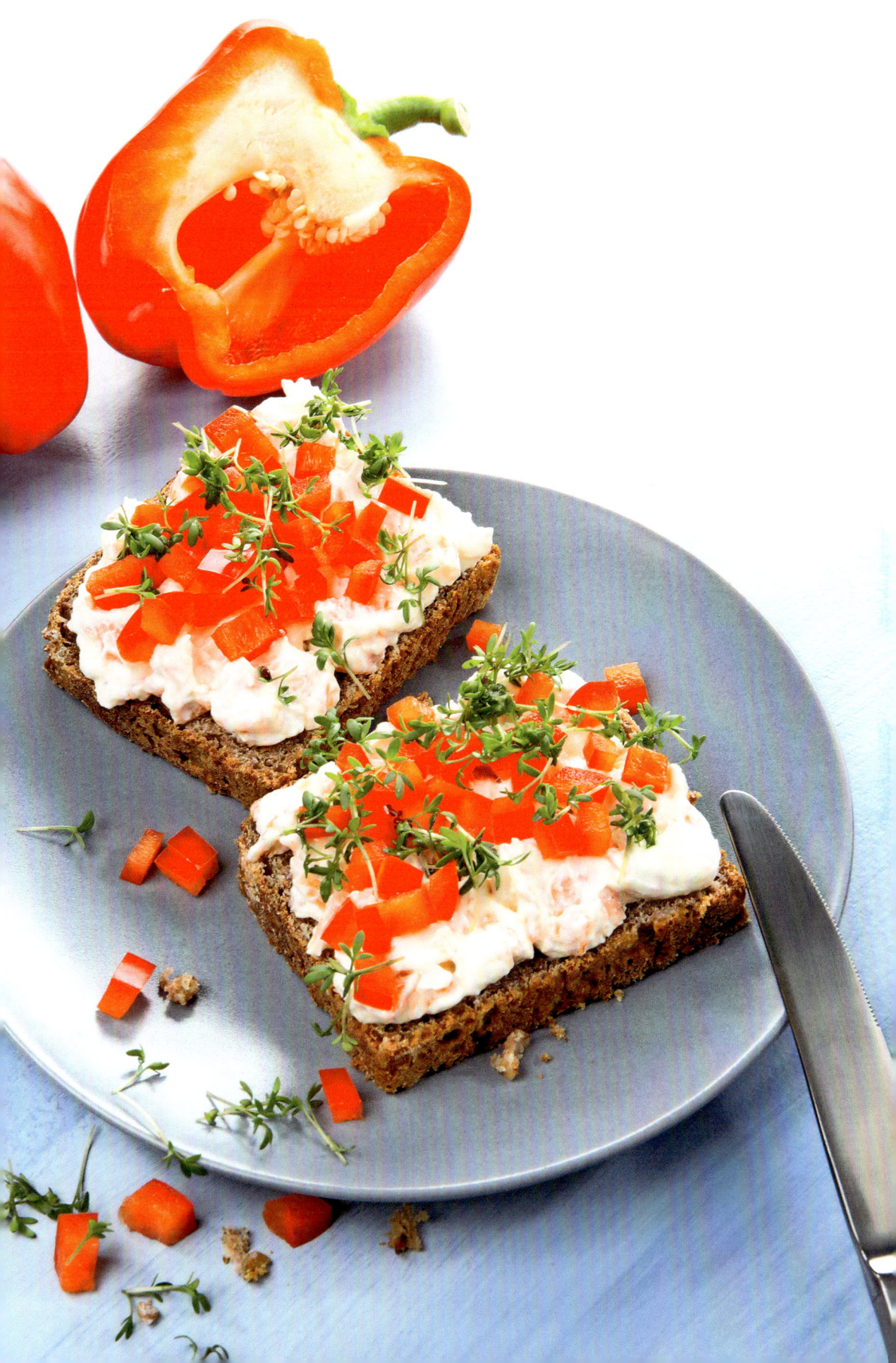

Zitrusfruchtsalat mit Vanillequark

Etwas Besonderes, gelingt leicht

Zutaten für 2 Portionen

Zitrusfruchtsalat
1 Orange
1 Blutorange
1 Pink Grapefruit
1 Kiwi
1 Baby-Ananas (ca. 250 g)
1 TL Holundersirup

Vanillequark
1 Pck. Magerquark
1 EL flüssiger Honig, z. B. Akazie, oder Agaven-Dicksaft
½ Vanilleschote
2–3 EL Mineralwasser

Zubereitungszeit
ca. 20 Minuten

Nährwerte pro Portion
332 Kilokalorien/1387 Kilojoule
20 g Eiweiß
1 g Fett
54 g Kohlenhydrate
6 g Ballaststoffe
259 mg Calcium
162 mg Vitamin C

Zubereitung

1| Orange, Blutorange und Grapefruit filetieren (mit einem scharfen Messer die Haut abschneiden, sodass die weiße Haut mit entfernt wird). Die Fruchtfilets herauslösen und in mundgerechte Stücke schneiden, den dabei austretenden Fruchtsaft auffangen.

2| Kiwi und Ananas schälen und das Fruchtfleisch in kleine Würfel schneiden. Alle Früchte miteinander vermengen und mit dem Holundersirup abschmecken.

3| Quark und Mineralwasser mit einem Schneebesen cremig rühren, Vanilleschote der Länge nach aufschneiden und das Mark herauskratzen. Vanillemark und Honig unter den angerührten Quark mischen und zusammen mit dem Obstsalat servieren.

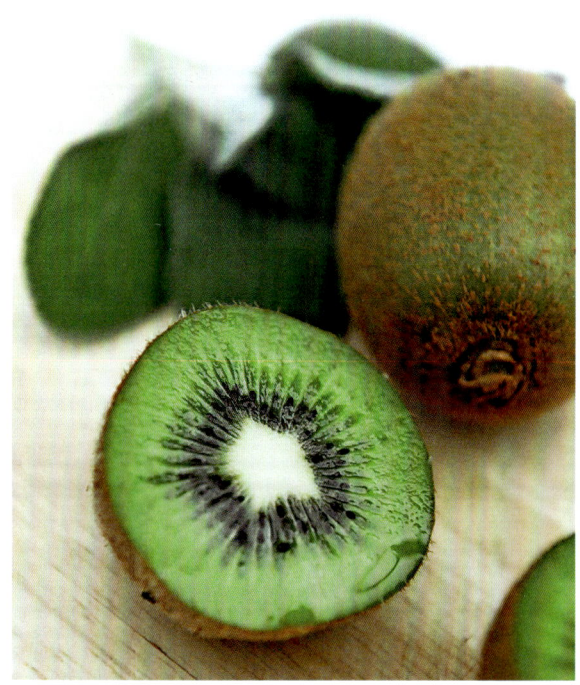

Hüttenkäse mit Tomate und Schafskäse

Sehr aromatisch, gelingt leicht

Zutaten für 2 Portionen

1 mittlere Tomate
½ kleine, blaue Zwiebel
1 kleines Stück Schafskäse, fettreduziert (ca. 20 g)
1 Handvoll Basilikumblätter
120 g Hüttenkäse, Magerstufe
Pfeffer
etwas Balsamicoessig

Zubereitungszeit
ca. 10 Minuten

Nährwerte pro Portion
75 Kilokalorien/314 Kilojoule
10 g Eiweiß
2 g Fett
4 g Kohlenhydrate
1 g Ballaststoffe
99 mg Calcium

Zubereitung

1| Tomate waschen, halbieren, Strunk herausschneiden und Tomaten in kleine Würfel schneiden. Zwiebel schälen und ebenfalls fein würfeln. Schafskäse in kleine Würfel schneiden. Basilikum waschen, Blätter abzupfen und in feine Streifen schneiden.
2| Hüttenkäse mit den vorbereiteten Zutaten vermengen und mit den Gewürzen abschmecken.

Serviertipp
Genießen Sie den Hüttenkäse als Aufstrich auf einem knusprigen Vollkornbrötchen oder auf einer Scheibe geröstetem Vollkorntoast.

Fruchtiger Käsesalat

Calciumreicher Start in den Tag

Zutaten für 2 Portionen

1 Stück Emmentaler, 30 % Fett i. Tr. (ca. 60 g)
1 Stück Gouda, 30 % Fett i. Tr. (ca. 60 g)
1 reifer Pfirsich
1 Handvoll Beeren, z. B. Erdbeeren, Himbeeren oder Weintrauben
1 kleine Birne
1 EL Walnussöl
1 EL Zitronensaft
Salz, Pfeffer
1 geh. EL Walnüsse

Zubereitungszeit
ca. 15 Minuten

Nährwerte pro Portion
379 Kilokalorien/1583 Kilojoule
19 g Eiweiß
26 g Fett
16 g Kohlenhydrate
5 g Ballaststoffe
555 mg Calcium
18 mg Vitamin C

Zubereitung

1| Beide Käsesorten in ca. 2 cm große Würfel schneiden. Obst waschen, Pfirsich halbieren, Stein entfernen, Beeren, große Früchte halbieren. Birne halbieren, Kerngehäuse entfernen und zusammen mit den Pfirsichhälften ebenfalls in 2 cm große Würfel schneiden.
2| Aus Öl, Zitronensaft und den Gewürzen ein Dressing herstellen und gleich mit den vorbereiteten Zutaten vermengen. Walnüsse grob hacken und über den Käsesalat streuen.

Serviertipp
Genießen Sie diesen fruchtig-würzigen Käsesalat mit ein bis zwei saftigen Scheiben Vollkornbrot oder knusprig aufgebackenem Körnerbaguette.

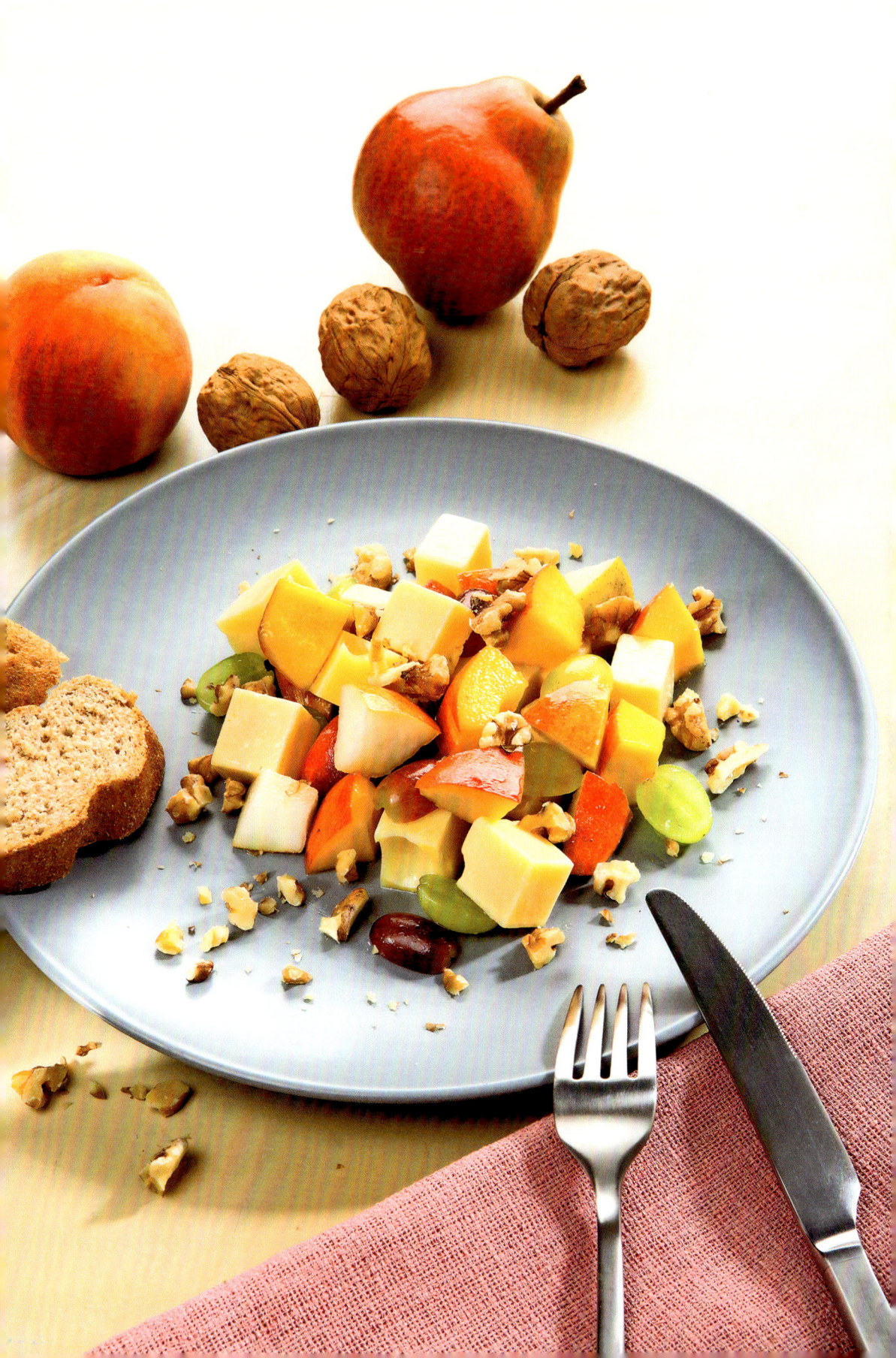

Genießerfrühstück

Ideal für das Frühstück am Wochenende

Zutaten für 2 Portionen

3 Vollkornbrötchen
2 geh. EL Frischkäse, fettreduziert
1 EL Milch, 1,5 % Fett
1 Frühlingszwiebel
2 Zweige Dill
Salz, Pfeffer
2 Scheiben geräucherter Lachs
2 Scheiben Edamer, 30 % Fett i. Tr.
1 EL Honig
2 geh. EL Magerquark
1 EL Milch, 1,5 % Fett
3 Orangen

Zubereitungszeit
ca. 15 Minuten

Nährwerte pro Portion
513 Kilokalorien/2144 Kilojoule
30 g Eiweiß
16 g Fett
60 g Kohlenhydrate
6 g Ballaststoffe
438 mg Calcium
63 mg Vitamin C
0,5 g Omega-3-Fettsäuren

Zubereitung

1| Die Brötchen quer halbieren. Frischkäse mit Milch glatt rühren. Frühlingszwiebel waschen, putzen und in schmale Ringe schneiden. Dill waschen, Dillspitzen abzupfen und fein hacken. Zwiebelringe und Dill unter den angerührten Frischkäse rühren und mit Salz und Pfeffer würzen. Vier der Brötchenhälften mit dem Frischkäse bestreichen und davon zwei Brötchenhälften mit den Lachsscheiben belegen, die zwei anderen bestrichenen Hälften mit den Käsescheiben belegen.

2| Quark mit Milch verrühren und auf die beiden restlichen Brötchenhälften streichen und mit dem Honig beträufeln.

3| Orangen halbieren und auspressen und den Saft in zwei kleine Gläser gießen.

Zucchini-Rührei

Preiswert und sehr lecker

Zutaten für 2 Portionen

3 Eier
½ kleine Tasse Milch, 1,5 % Fett
Salz, Pfeffer, Cayennepfeffer
1 Stück Parmesan (30 g)
1 kleine Zucchini (ca. 120 g)
4 Frühlingszwiebeln
2 Zweige Zitronenthymian
½ kleines Bund Basilikum
1 TL Olivenöl

Zubereitungszeit
ca. 10 Minuten
Garzeit
ca. 5 Minuten

Nährwerte pro Portion
206 Kilokalorien/861 Kilojoule
15 g Eiweiß
12 g Fett
9 g Kohlenhydrate
1 g Ballaststoffe
256 mg Calcium
15 mg Vitamin C

Gesundheitstipp
Wer auf Eier verzichten möchte, kann alternativ Ei-Ersatz-Pulver aus dem Reformhaus verwenden.

Zubereitung

1| Eier und Milch in einer Schüssel mit einem Schneebesen verquirlen. Eiermasse mit den Gewürzen abstimmen. Parmesan auf einer Küchenreibe fein reiben und unter die Eiermasse rühren.
2| Zucchini und Frühlingszwiebeln waschen, putzen, Zucchini in schmale Scheiben schneiden und Frühlingszwiebeln in dünne Ringe schneiden.
3| Kräuter waschen, Blättchen abzupfen und fein hacken und unter die Eier rühren.
4| Öl in einer beschichteten Pfanne erhitzen, die Zucchinischeiben und die Zwiebelringe darin glasig andünsten, die Eiermasse dazugießen und unter Rühren stocken lassen.

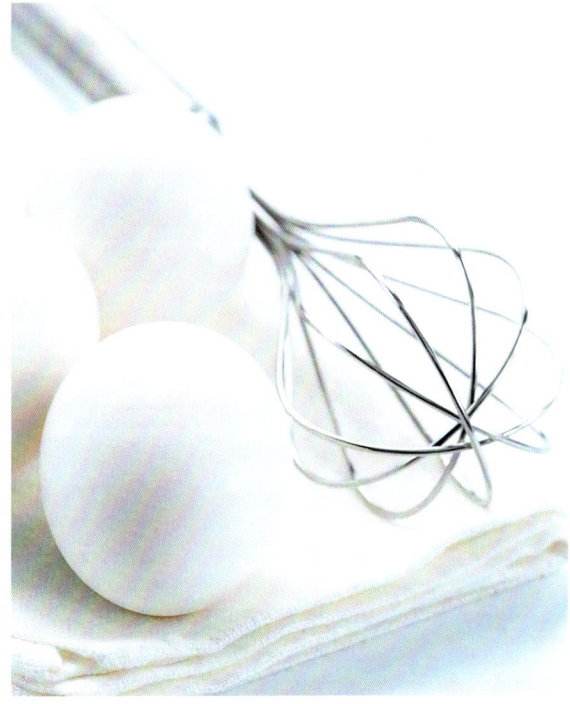

Champignon-Krabben-Rührei

Schön würzig, gelingt leicht

Zutaten für 2 Portionen

2 Eier
4 EL Milch, 1,5 % Fett
Salz, Pfeffer
2 Schalotten
1 Knoblauchzehe
4 Champignons, mittelgroß
150 g Nordseekrabben, gekocht und geschält
1 TL Zitronensaft
1 TL Rapsöl

Zubereitungszeit
ca. 15 Minuten
Garzeit
ca. 10 Minuten

Nährwerte pro Portion
176 Kilokalorien/737 Kilojoule
21 g Eiweiß
7 g Fett
7 g Kohlenhydrate
1 g Ballaststoffe
147 mg Calcium
5 mg Vitamin E

Gesundheitstipp
Wer auf Eier verzichten möchte, kann alternativ Ei-Ersatz-Pulver aus dem Reformhaus verwenden.

Zubereitung

1| Eier und Milch in eine kleine Schüssel geben und mit einer Gabel kräftig verschlagen, mit Salz und Pfeffer würzen.

2| Schalotten und Knoblauch schälen und fein würfeln. Champignons mit einem Küchenkrepp vom Schmutz befreien, vom Stiel ein kleines Stück abschneiden und die Pilze in schmale Scheiben schneiden. Krabben mit dem Zitronensaft vermischen.

3| Öl in einer beschichteten Pfanne erhitzen, die Zwiebel- und die Knoblauchwürfel darin glasig andünsten, Pilze zugeben und 2 bis 3 Minuten mitdünsten. Die vorbereitete Eiermilch darüber gießen und kurz stocken lassen, die Krabben zugeben und unter Rühren fertig stocken lassen.

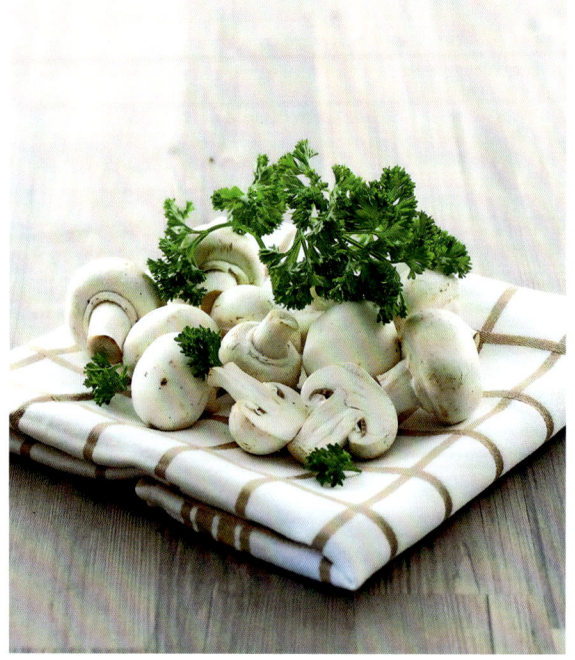

Erdbeer-Sauerkirsch-Konfitüre

Hausgemachte Frühstücks-Leckerei

Zutaten für 3 Gläser à 350 ml

500 g Erdbeeren
500 g entsteinte Sauerkirschen
1 Päckchen Gelierzucker 2:1

Zubereitungszeit
ca. 15 Minuten
Garzeit
ca. 4 Minuten

Nährwerte pro Portion (20 g)
41 Kilokalorien/173 Kilojoule
0 g Eiweiß
0 g Fett
10 g Kohlenhydrate
1 g Ballaststoffe
3 mg Calcium

Zubereitung

1| Erdbeeren vorsichtig waschen, entkelchen und zusammen mit den entsteinten Kirschen in ein hohes Gefäß geben. Beide Obstsorten fein pürieren und zusammen mit dem Gelierzucker in einen mittleren Topf geben, gut vermischen und unter Rühren zum Kochen bringen.

2| Sobald die Masse kocht, drei Minuten sprudelnd kochen lassen, entstehenden Schaum mit einer Schaumkelle abschöpfen und Konfitüre am Ende der Garzeit sofort randvoll in heiß ausgespülte Gläser füllen und verschließen. Die Gläser für 5 Minuten auf den Deckel stellen. Anschließend die Gläser umdrehen und abkühlen lassen.

Küchentipp
Für stückige Konfitüre einige Fruchtstücke vor dem Pürieren zur Seite stellen und nach dem Pürieren zusammen mit dem Fruchtmus in den Topf geben und aufkochen lassen.

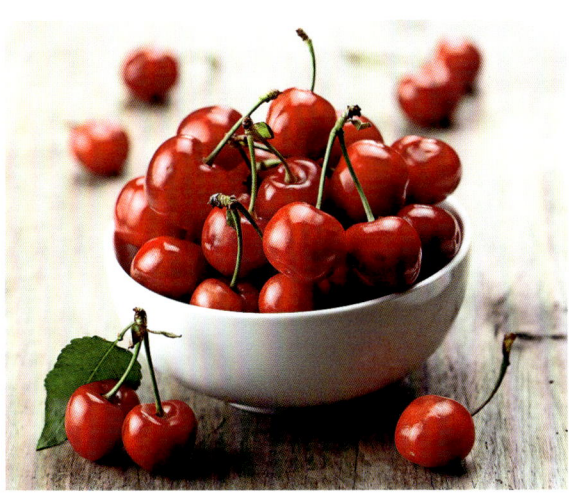

Aprikosen-Vanille-Konfitüre

Unbedingt probieren

Zutaten für ca. 3 Gläser à 350 ml

700 g entsteinte Aprikosen
300 ml Apfelsaft
1 Vanilleschote
500 g Gelierzucker 2:1

Zubereitungszeit
ca. 10 Minuten
Garzeit
ca. 4 Minuten

Nährwerte pro Portion (20 g)
41 Kilokalorien/173 Kilojoule
0 g Eiweiß
0 g Fett
10 g Kohlenhydrate
1 g Ballaststoffe
3 mg Calcium

Zubereitung

1| Aprikosen in kleine Würfel schneiden und zusammen mit dem Apfelsaft und dem Gelierzucker verrühren. Die Vanilleschote der Länge nach halbieren, das Mark herauskratzen. Die Obst-Zuckermasse und die Vanilleschote und das Vanillemark in einen mittleren Topf geben und unter Rühren zum Kochen bringen.

2| Sobald die Masse kocht, drei Minuten sprudelnd kochen lassen, entstehenden Schaum mit einer Schaumkelle abschöpfen und die Konfitüre am Ende der Garzeit sofort randvoll in heiße ausgespülte Gläser füllen und verschließen. Die Gläser für 5 Minuten auf den Deckel stellen. Anschließend die Gläser umdrehen und abkühlen lassen.

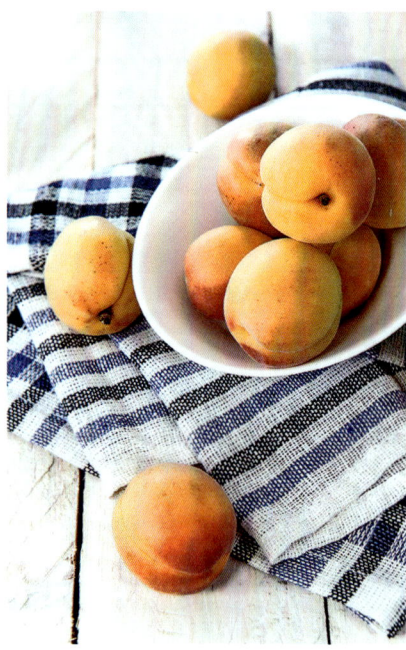

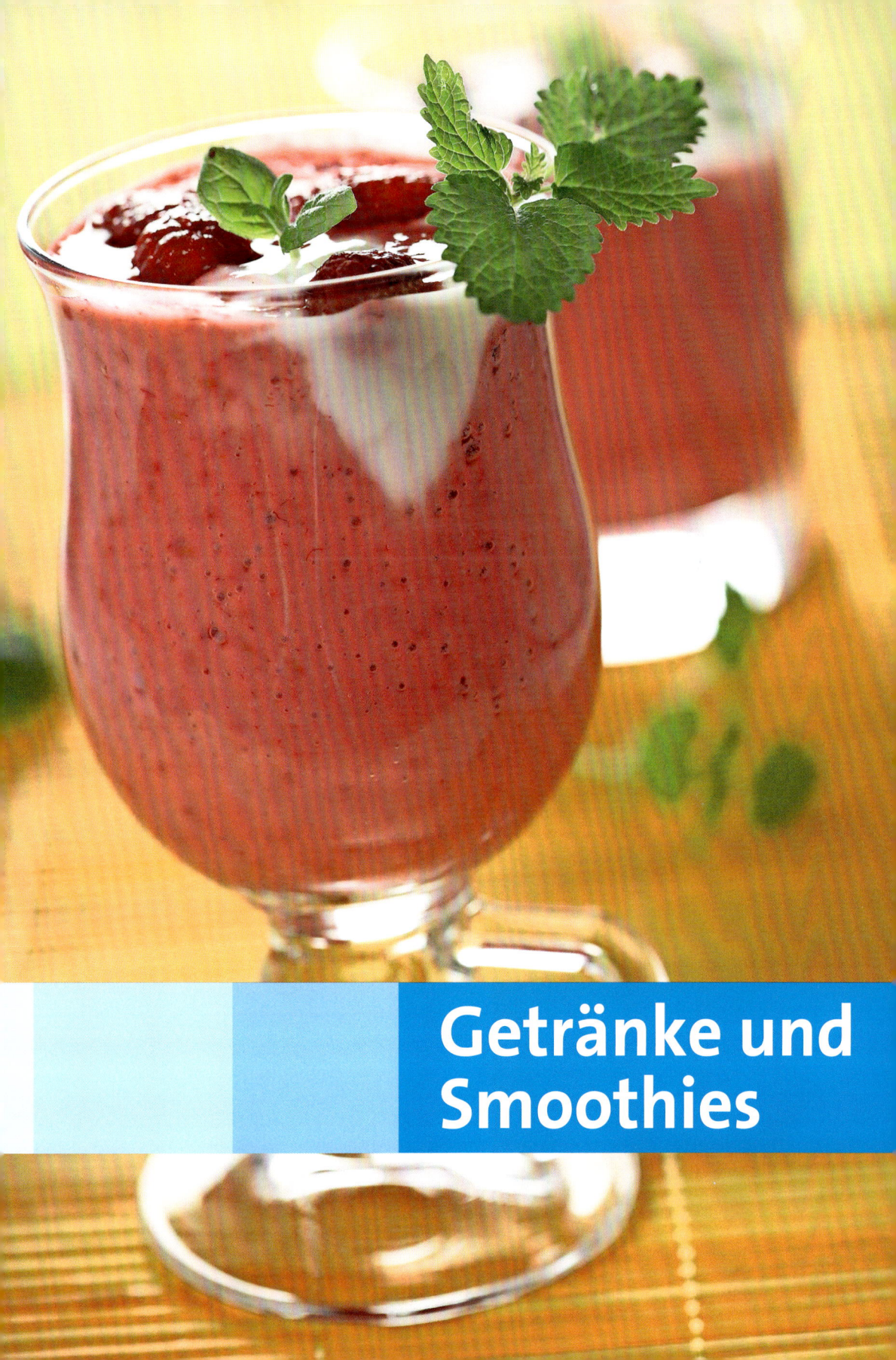

Getränke und Smoothies

Chai

Ein sehr aromatischer Tee, schnell zubereitet

Zutaten für 2 Portionen

- 1–2 Pimentkörner
- 1–2 Gewürznelken
- ½ TL getr. Ingwer
- ¼ TL Anis
- 1 kleine Zimtstange
- 2 TL Darjeeling- oder Assam-Teeblätter
- 1 EL Honig
- 50 ml Milch, 1,5 % Fett

Zubereitungszeit
5 Minuten

Kochzeit
10 Minuten

Ziehzeit
ca. 4 Minuten

Nährwerte pro Portion
43 Kilokalorien/179 Kilojoule
1 g Eiweiß
0 g Fett
9 g Kohlenhydrate
0 g Ballaststoffe
31 mg Calcium

Zubereitung

1| 400 ml Wasser mit den Gewürzen aufkochen und ca. 10 Minuten köcheln lassen. Dann den Tee mit dem Gewürzwasser aufbrühen und 4 Minuten ziehen lassen. Alles durch ein kleines Sieb gießen und mit Honig süßen.

2| Milch erwärmen und mit einem Milchaufschäumer aufschäumen. Den Tee in zwei Teegläser gießen und die Milch und den Milchschaum zugießen.

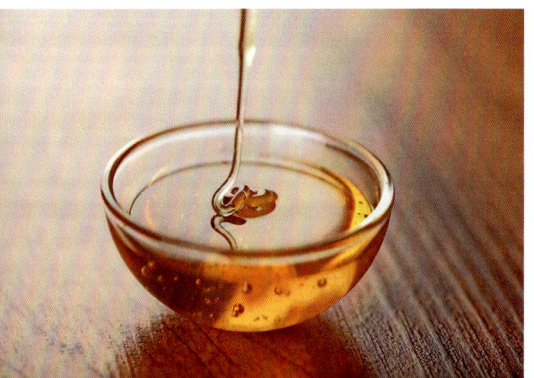

Getränke und Smoothies

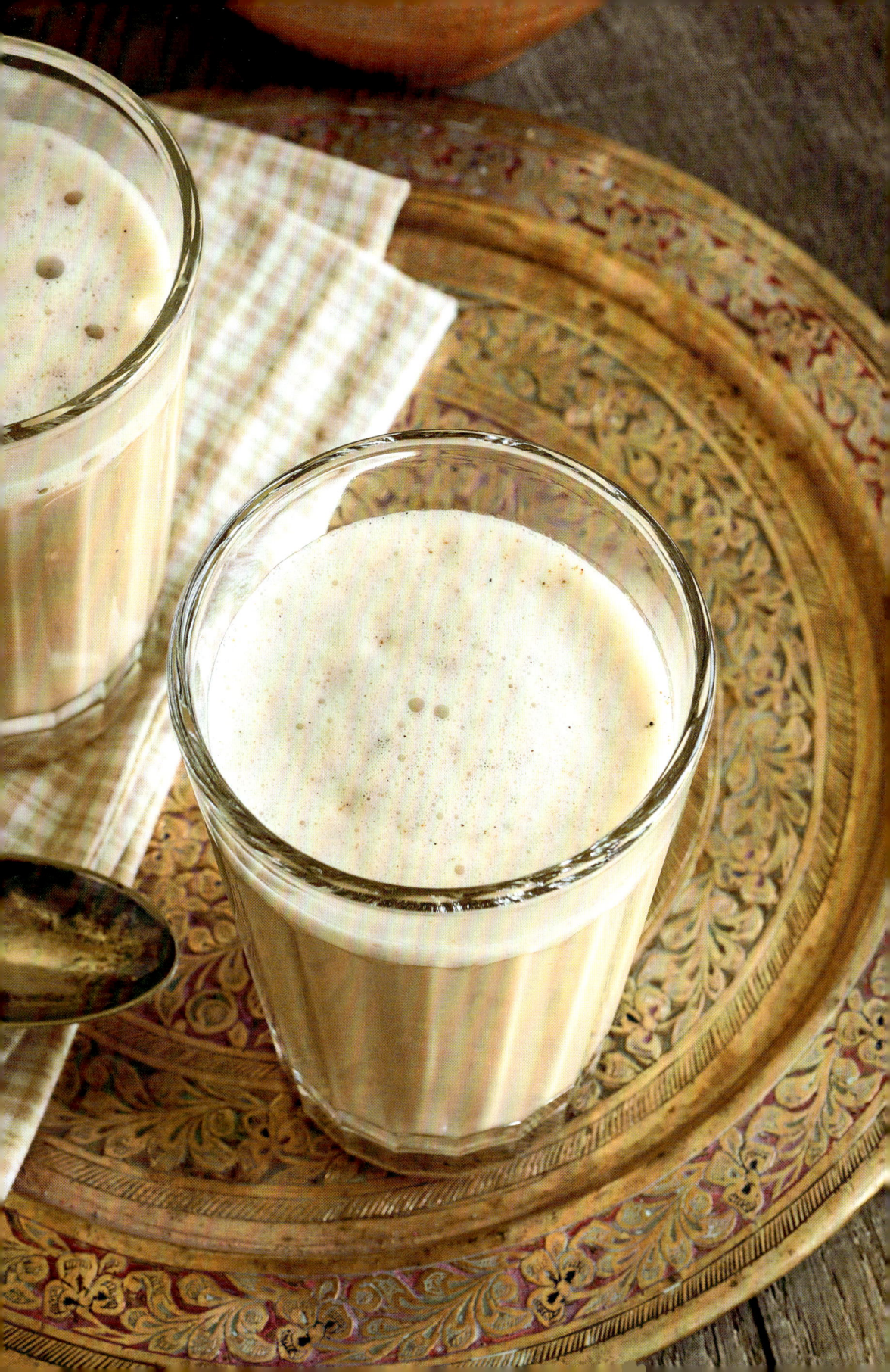

Eistee

Kalorienarm und erfrischend an heißen Sommertagen

Zutaten für 2 Portionen

1 EL Früchtetee
1 Beutel Pfefferminztee
1 kleines Glas roter Fruchtsaft, z. B. Kirsch- oder Johannisbeersaft (100 ml)
200 ml kaltes, kohlensäurehaltiges Mineralwasser

Zubereitungszeit
5 Minuten
Ziehzeit
8 Minuten
Kühl- bzw. Gefrierzeit
6 Stunden

Nährwerte pro Portion
29 Kilokalorien/121 Kilojoule
0 g Eiweiß
0 g Fett
6 g Kohlenhydrate
0 g Ballaststoffe
4 mg Calcium

Zubereitung

1| Beide Teesorten mit 400 ml kochendem Wasser übergießen und 8 Minuten ziehen lassen. Tee abkühlen lassen und im Kühlschrank kalt stellen.
2| Fruchtsaft in einen Eiswürfelbehälter gießen und im Gefrierfach gefrieren lassen.
3| Kalten Tee mit dem spritzigen Mineralwasser aufgießen und mit den gefrorenen Fruchtsafteiswürfeln in eine große Karaffe füllen und kalt genießen.

Serviertipp
Am besten bereiten Sie den Eistee und die Fruchtsafteiswürfel am Vortag zu, dann dauert die Zubereitung nur wenige Minuten. Bei Bedarf süßen Sie den Eistee mit einigen Spritzern flüssigem Süßstoff.

Fruchtiger Apfel-Eistee

Gut vorzubereiten und einfach nur lecker

Zutaten für 2 Portionen

2 Beutel schwarzer Tee
1 kleines Glas kalter
   Apfelsaft (100 ml)
2 EL Zitronensaft
1 EL Holunderblütensirup
Eiswürfel

Zubereitungszeit
ca. 5 Minuten
Abkühlzeit
ca. 1 Stunde

Nährwerte pro Portion
56 Kilokalorien/233 Kilojoule
0 g Eiweiß
0 g Fett
13 g Kohlenhydrate
0 g Ballaststoffe
14 mg Calcium

Zubereitung

1| Den schwarzen Tee mit 200 ml kochendem Wasser übergießen und 3 Minuten ziehen lassen, die Teebeutel nach 3 Minuten entfernen und den Tee abkühlen lassen.
2| Den kalten Tee mit dem Apfel- und Zitronensaft vermischen und mit dem Holunderblütensirup süßen. Eistee mit Eiswürfeln zusammen in ein hohes Glas gießen und gleich servieren.

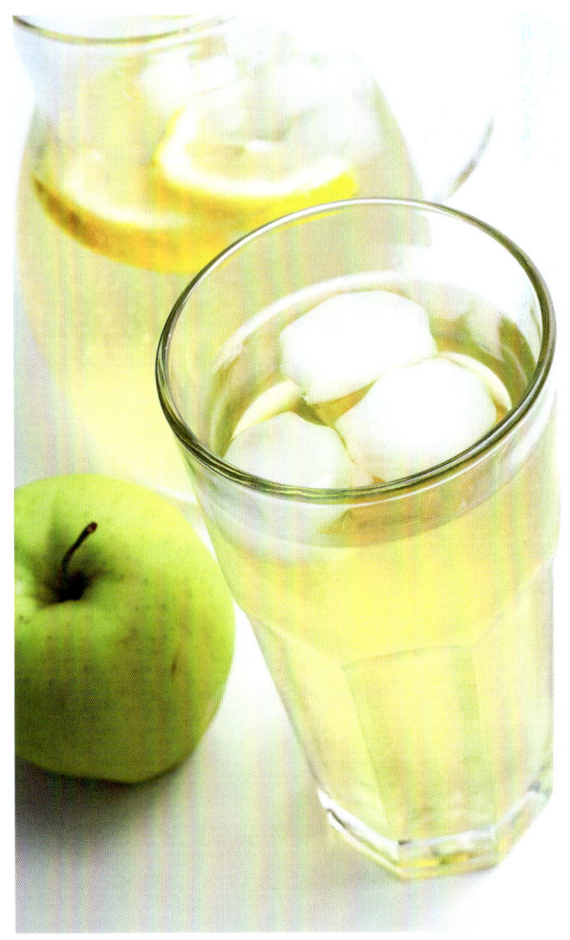

Johannisbeer-Eistee

Gut vorzubereiten und etwas ganz Besonderes

Zutaten für 2 Portionen

1 geh. EL Johannisbeeren
½ kleines Glas Johannisbeersaft (50 ml)
2 Teelöffel aromatisierter Roibuschtee oder 2 Beutel Roibuschtee
1 EL Akazienhonig oder Agaven-Dicksaft
200 ml kaltes, kohlensäurehaltiges Mineralwasser

Zubereitungszeit
ca. 5 Minuten
Ziehzeit
8 Minuten
Kühlzeit
ca. 8 Stunden

Nährwerte pro Portion
55 Kilokalorien/229 Kilojoule
0 g Eiweiß
0 g Fett
13 g Kohlenhydrate
1 g Ballaststoffe
24 mg Calcium

Zubereitung

1| Die Johannisbeeren waschen, von den Stängeln zupfen. Die Beeren in einen Eiswürfelbehälter geben, den Johannisbeersaft dazu gießen und über Nacht im Gefrierfach zu Eiswürfeln gefrieren lassen.

2| Den Tee mit 200 ml kochendem Wasser übergießen und ca. 8 Minuten ziehen lassen. Die Beutel herausnehmen und den Tee abkühlen lassen. Den Tee mit dem Honig oder dem Dicksaft süßen und mit dem Mineralwasser vermischt in zwei hohe Gläser füllen, die Safteiswürfel zugeben und gleich servieren.

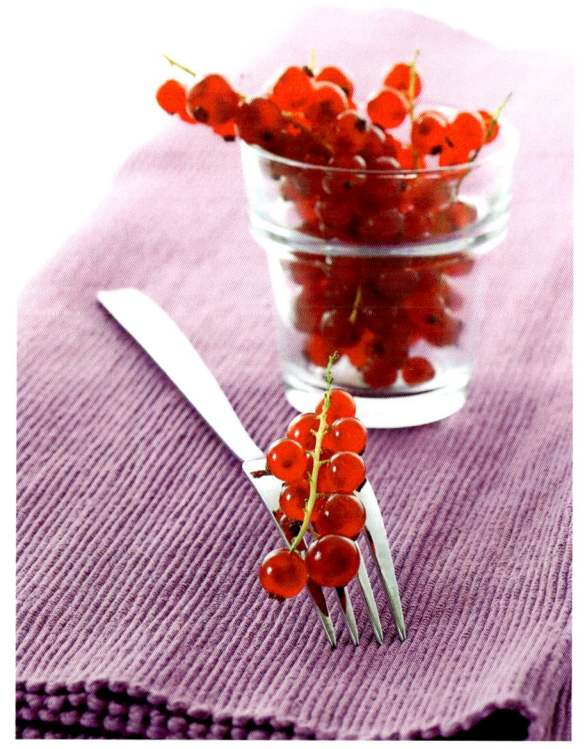

Sommercocktail

Sehr spritzig, gelingt leicht

Zutaten für 2 Portionen

½ kleine Ananas (ca. 300 g)
1 kleine Banane (ca. 150 g)
350 ml Maracujasaft
2 EL Kokosmilch
Gecrushtes Eis

Zubereitungszeit
ca. 10 Minuten

Nährwerte pro Portion
231 Kilokalorien/966 Kilojoule
4 g Eiweiß
1 g Fett
45 g Kohlenhydrate
2 g Ballaststoffe
53 mg Calcium
48 mg Vitamin C

Zubereitung

1| Ananas schälen, Strunk entfernen, Fruchtfleisch in kleine Stücke schneiden. Banane schälen und ebenfalls in Stücke schneiden, zusammen mit den Ananasstücken und etwas Maracujasaft in ein Mixglas geben und fein pürieren. Restlichen Maracujasaft und Kokosmilch zugeben und nochmals kräftig durchmixen.
2| Zwei hohe Gläser zur Hälfte mit gecrushtem Eis füllen und den Sommercocktail zugießen.

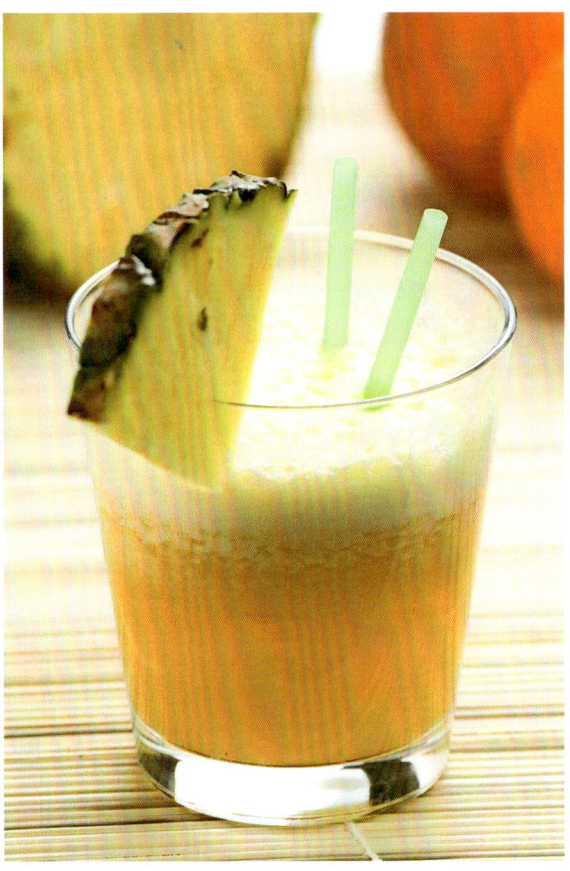

Getränke und Smoothies

Beeren-Smoothie

Ballaststoffreicher Durstlöscher

Zutaten für 2 Portionen

300 g Himbeeren (TK)
300 ml Kefir
1 EL Ahornsirup, flüssiger Honig oder Agaven-Dicksaft
1 Zweig Zitronenmelisse

Zubereitungszeit
ca. 5 Minuten
Antauzeit
ca. 30 Minuten

Nährwerte pro Portion
161 Kilokalorien/652 Kilojoule
7 g Eiweiß
3 g Fett
21 g Kohlenhydrate
10 g Ballaststoffe
241 mg Calcium
39 mg Vitamin C

Zubereitung

1| Himbeeren antauen lassen. Kefir, Beeren und Süßmittel in ein hohes Gefäß geben und mit dem Pürierstab cremig mixen. Die Zitronenmelisse waschen und mit einem Geschirrtuch trocken tupfen.
2| Smoothie in zwei hohe Gläser füllen, mit Zitronenmelisse garniert sofort servieren.

Küchentipp
Variieren Sie bei der Auswahl der Früchte und der Milchprodukte. Sehr lecker schmecken auch frische Erdbeeren und Buttermilch. Probieren Sie aus, was Ihnen und Ihrer Familie am besten schmeckt.

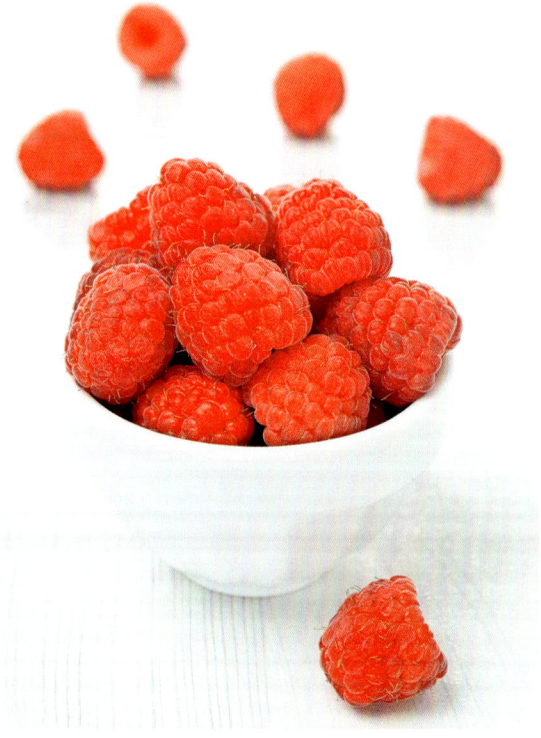

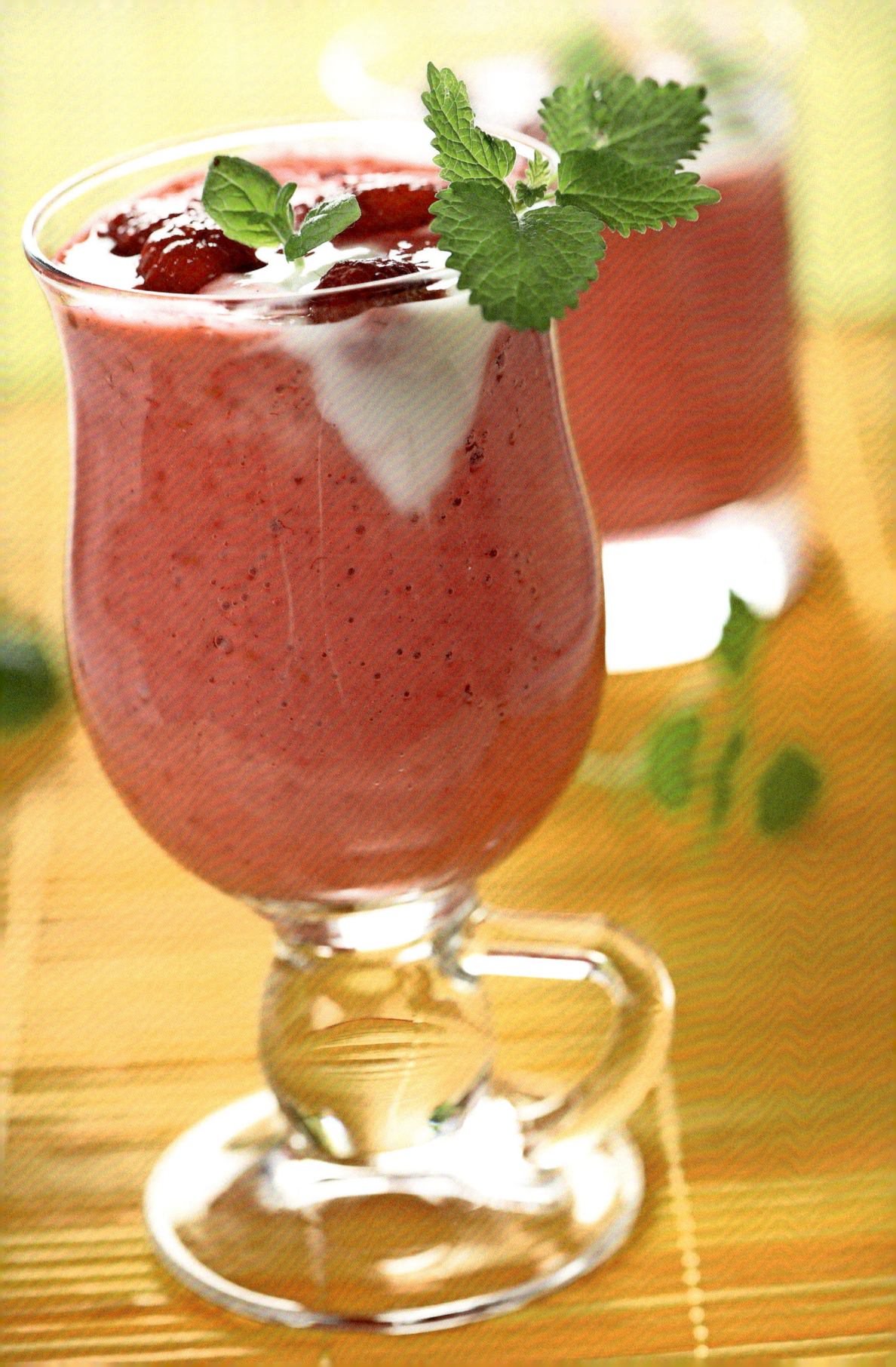

Scharfer Mango-Lassi

Exotisch scharf durch Ingwer

Zutaten für 2 Portionen

1 reife Mango
1 Stück Ingwer (ca. 15 g)
1 Becher Joghurt, 1,5 % Fett (150 g)
50 ml Orangensaft
1 EL Zitronensaft
Zimt

Zubereitungszeit
ca. 15 Minuten

Nährwerte pro Portion
108 Kilokalorien/452 Kilojoule
3 g Eiweiß
2 g Fett
18 g Kohlenhydrate
2 g Ballaststoffe
121 mg Calcium
57 mg Vitamin C

Zubereitung

1| Mango schälen, Fruchtfleisch vom Kern schneiden und die Mango grob würfeln. Ingwer schälen und fein würfeln. Joghurt, Orangen- und Zitronensaft, Mango- und Ingwerwürfel in ein großes Mixglas geben und mit einem Pürierstab cremig mixen.

2| In zwei hohe Gläser füllen und mit etwas Zimt garniert servieren.

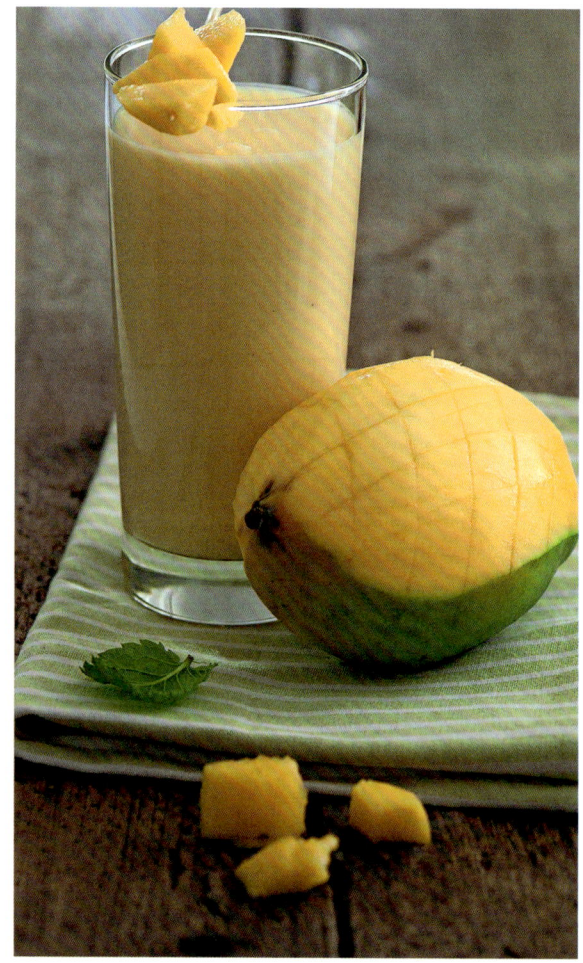

Abwehrcocktail

Gut zur Stärkung des Immunsystems

Zutaten für 2 Portionen

1 kleines Stück Ingwer (ca. 15 g)
1 Bio-Orange
100 ml Karottensaft
200 ml Apfeldirektsaft
1 Handvoll Eiswürfel
150 ml kaltes, kohlensäurehaltiges Mineralwasser

Zubereitungszeit
ca. 10 Minuten

Nährwerte pro Portion
79 Kilokalorien/331 Kilojoule
1 g Eiweiß
1 g Fett
16 g Kohlenhydrate
1 g Ballaststoffe
46 mg Calcium
29 mg Vitamin C

Zubereitung

1| Ingwer schälen und in sehr feine Würfel schneiden. Orange heiß waschen, etwas Schale abreiben und mit dem Ingwer vermengen. Orange halbieren und auspressen.
2| Karotten- und Apfelsaft mit dem Mineralwasser mischen, Ingwerwürfel, Orangenschale und -saft unterrühren und mit den Eiswürfeln in zwei hohe Gläser füllen und gleich servieren.

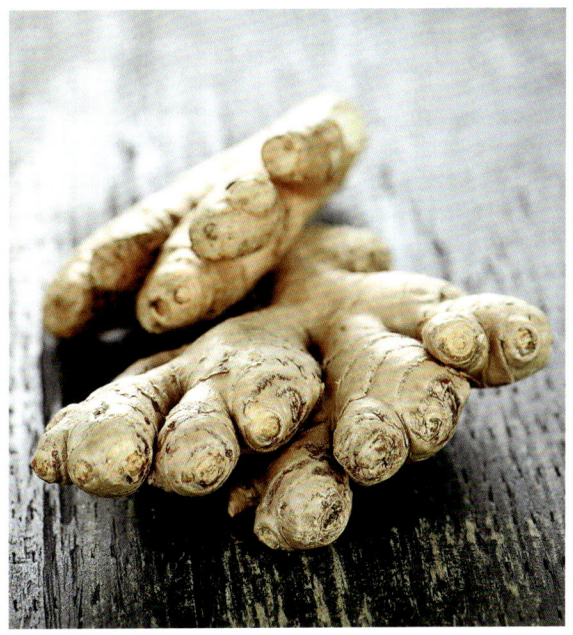

Grapefruit-Erdbeer-Shake

Ballaststoffreicher Durstlöscher, geht schnell

Zutaten für 2 Portionen

1 rote Grapefruit
200 g Erdbeeren
200 ml Buttermilch
2 EL Haferflocken
1 TL Ahornsirup oder
  Agaven-Dicksaft

Zubereitungszeit
ca. 10 Minuten

Nährwerte pro Portion
170 Kilokalorien/709 Kilojoule
6 g Eiweiß
2 g Fett
28 g Kohlenhydrate
3 g Ballaststoffe
161 mg Calcium
114 mg Vitamin C

Zubereitung

1| Grapefruit so schälen, dass die weiße Haut vollständig entfernt wird. Filets aus den Trennwänden herausschneiden, den dabei austretenden Saft auffangen.

2| Erdbeeren waschen, putzen und vierteln. Grapefruitfilets, Saft und Erdbeeren in ein hohes Mixglas geben und kräftig pürieren. Buttermilch, Haferflocken und Ahornsirup oder Agaven-Dicksaft hinzufügen und nochmals kräftig mixen. In zwei hohe Gläser füllen und gleich servieren.

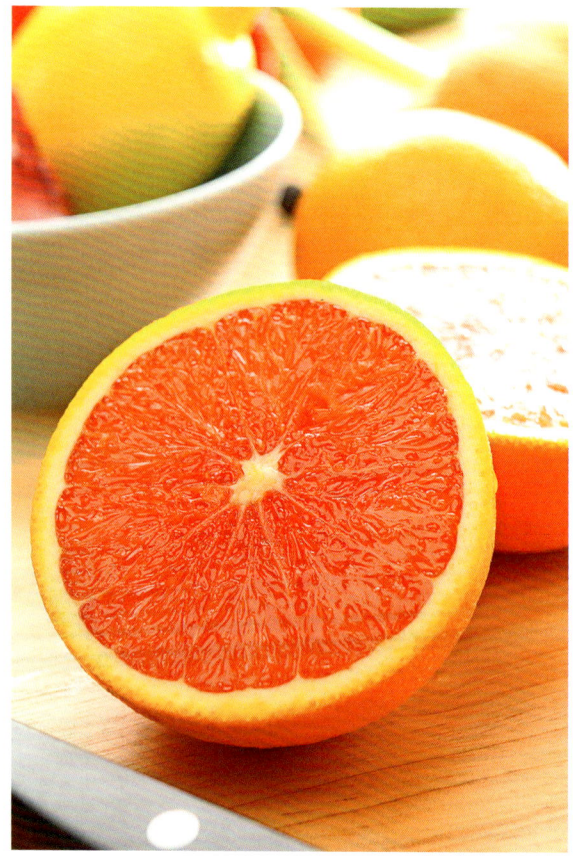

Heidelbeer-Buttermilch-Shake

Gelingt leicht

Zutaten für 2 Portionen

200 g Heidelbeeren
400 ml Buttermilch
1 geh. TL brauner Zucker
1 Zweig Zitronenmelisse
1 Handvoll Eiswürfel

Zubereitungszeit
ca. 10 Minuten

Nährwerte pro Portion
126 Kilokalorien/525 Kilojoule
7 g Eiweiß
2 g Fett
18 g Kohlenhydrate
5 g Ballaststoffe
234,6 mg Calcium
32 mg Vitamin C

Zubereitung

1| Heidelbeeren waschen, evtl. verlesen und gut abtropfen lassen. Zusammen mit der Buttermilch und dem Zucker in ein hohes Gefäß geben und mit einem Mixstab glatt pürieren.

2| Zitronenmelisse waschen, Blättchen abzupfen, den Buttermilch-Heidelbeer-Mix und Eiswürfel in zwei hohe Gläser füllen und mit den Melissenblättchen garnieren.

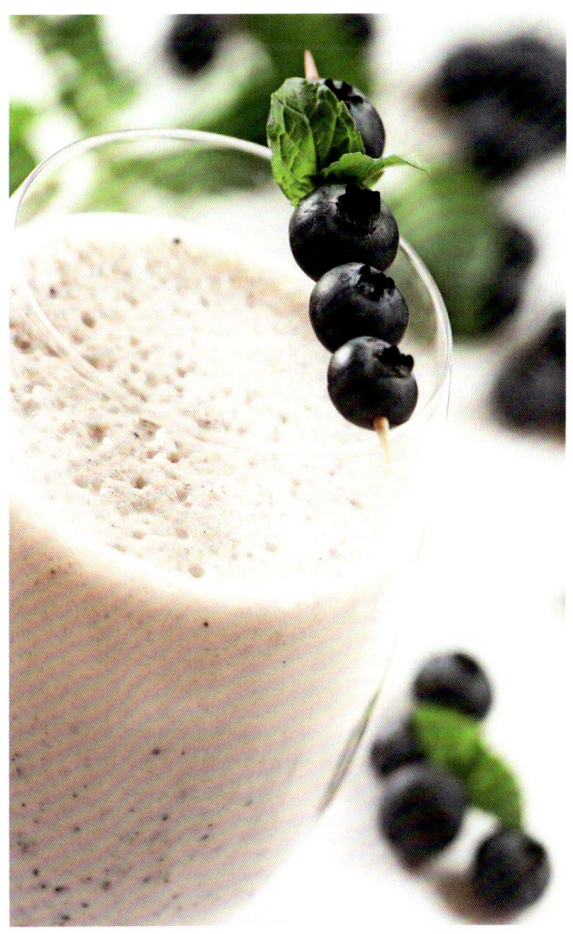

Getränke und Smoothies 45

Bananen-Kaffee-Mix

Geht schnell

Zutaten für 2 Portionen

1 reife Banane
400 ml kalte Milch
1 geh. EL Eiskaffeepulver
1 Handvoll Eiswürfel

Zubereitungszeit
ca. 5 Minuten

Nährwerte pro Portion
163 Kilokalorien/681 Kilojoule
7 g Eiweiß
3 g Fett
25 g Kohlenhydrate
1 g Ballaststoffe
245 mg Calcium

Zubereitung

1| Banane schälen, in kleine Stücke schneiden und zusammen mit etwas Milch in ein hohes Gefäß geben. Mit einem Pürierstab kräftig mixen, restliche Milch und das Eiskaffeepulver zugeben und nochmals kräftig durchmixen.

2| In zwei hohe Gläser füllen und mit Eiswürfeln gemischt servieren.

Küchentipp

Wer kein Eiskaffeepulver nehmen möchte, kann auch einen kalten Espresso und nach Belieben etwas Zucker bzw. flüssigen Süßstoff verwenden.

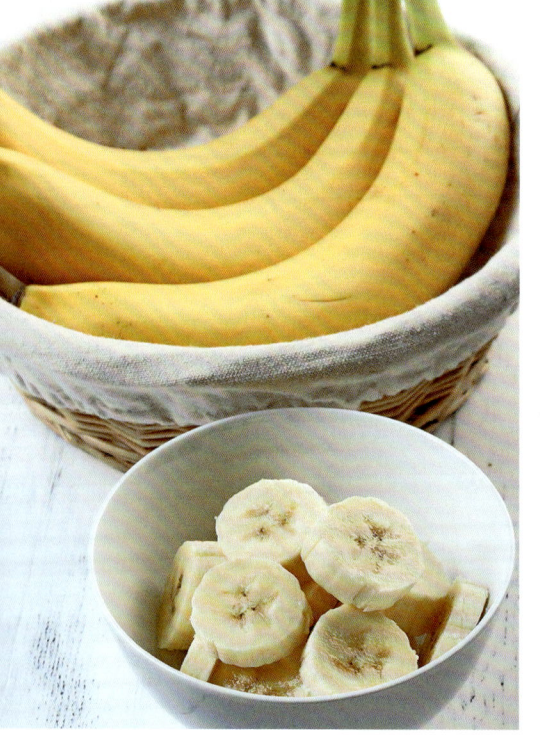

Latte macchiato mit Marzipan

Gelingt leicht, schmeckt unwiderstehlich gut

Zutaten für 2 Portionen

1 Stück Marzipanrohmasse (ca. 60 g)
450 ml Milch, 1,5 % Fett
2 Amaretti
2 Espresso

Zubereitungszeit
ca. 10 Minuten

Nährwerte pro Portion
274 Kilokalorien/1144 Kilojoule
10 g Eiweiß
12 g Fett
30 g Kohlenhydrate
2 g Ballaststoffe
296 mg Calcium
23 mg Vitamin C

Zubereitung

1| Marzipan auf einer Küchenreibe fein reiben und zusammen mit der Milch in einen kleinen Topf geben und auf dem Herd erhitzen. Nicht kochen lassen! Mit einem Pürierstab das Marzipan in der heißen Milch pürieren und die Milch mit einem Milchaufschäumer kräftig quirlen.

2| Die Amaretti grob hacken, die Marzipanmilch in zwei hohe Gläser füllen, in jedes Glas einen Espresso gießen und mit den gehackten Amaretti garnieren.

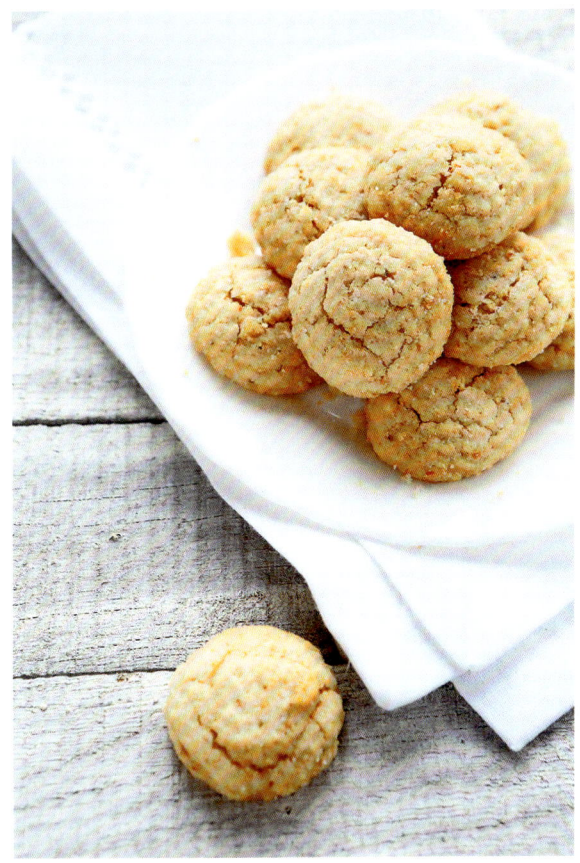

Getränke und Smoothies

Weihnachtliche Chai-Latte

Sehr aromatisch, gelingt leicht

Zutaten für 2 Portionen

450 ml Milch, 1,5 % Fett
2 Beutel schwarzer Weihnachtstee
2 TL brauner Zucker
Zimt

Zubereitungszeit
ca. 5 Minuten

Ziehzeit
3–4 Minuten

Nährwerte pro Portion
125 Kilokalorien/523 Kilojoule
8 g Eiweiß
4 g Fett
15 g Kohlenhydrate
0 g Ballaststoffe
272 mg Calcium

Zubereitung

1| Die Milch in einen kleinen Topf gießen und erhitzen, nicht kochen lassen. Die beiden Teebeutel in die heiße Milch hängen und 3 bis 4 Minuten ziehen lassen. Teebeutel am Ende der Ziehzeit herausnehmen, gut ausdrücken und den Tee mit dem Zucker süßen.

2| Milch mit einem Milchaufschäumer kräftig aufschäumen und in zwei hohe Gläser füllen, mit Milchschaum und Zimt garniert servieren.

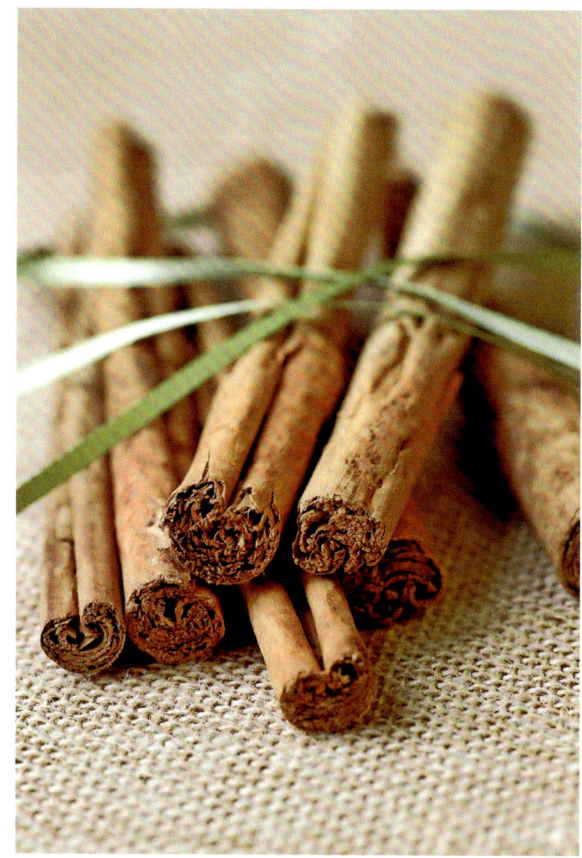

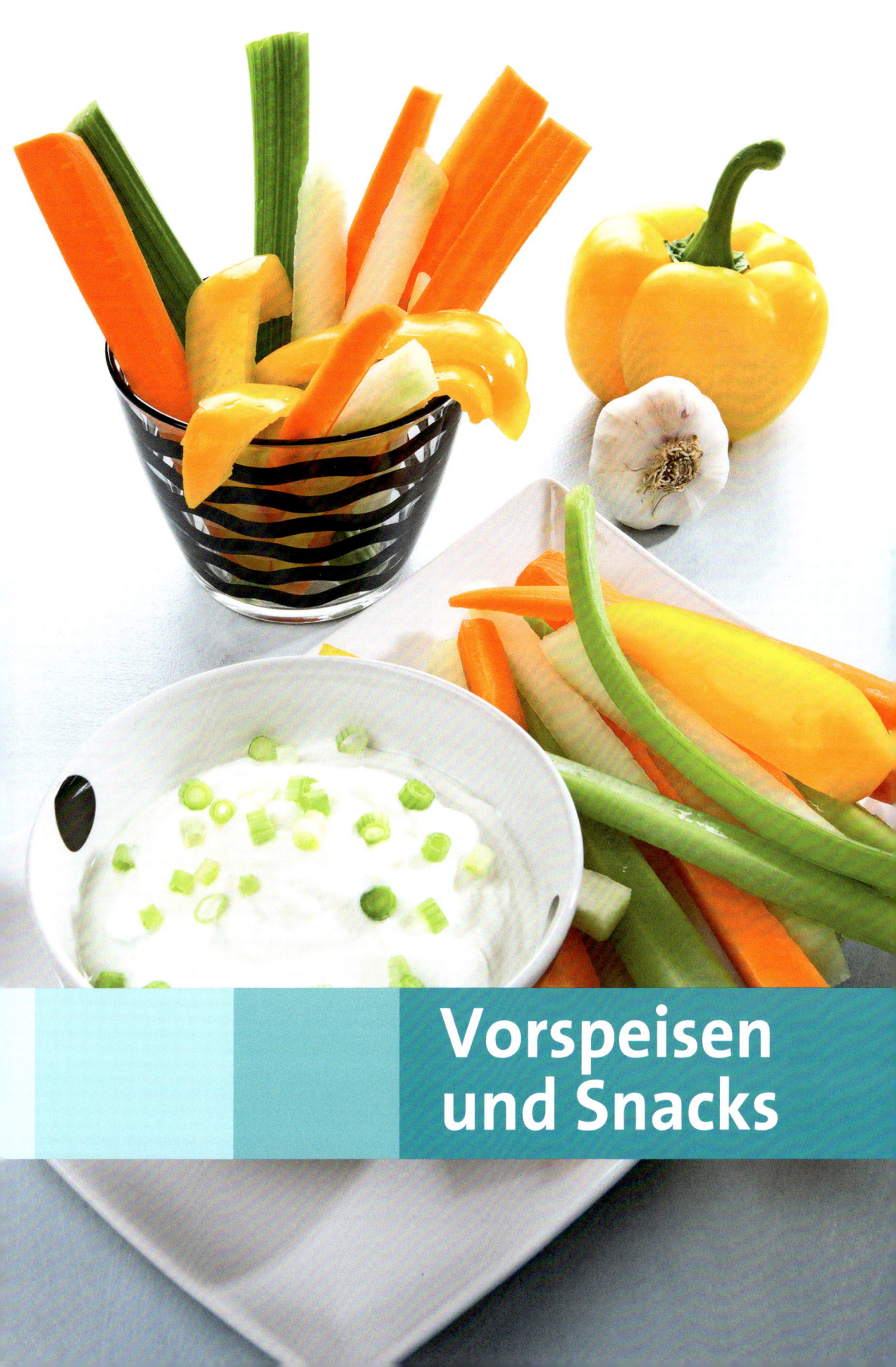

Tomaten-Avocado-Spieße mit Mozzarella

Ideal für Gäste, gut vorzubereiten

Zutaten für 2 Portionen

- 100 g kleine Mozzarellakugeln, fettarm
- 1 EL Olivenöl
- 1 EL Balsamicoessig
- Salz, Pfeffer
- 3 Zweige Basilikum
- 1 Knoblauchzehe
- 1 kleine, reife Avocado
- 1 EL Zitronen- oder Limettensaft
- 100 g Cocktailtomaten

Zubereitungszeit
ca. 10 Minuten
Marinierzeit
ca. 15 Minuten

Nährwerte pro Portion
394 Kilokalorien/1647 Kilojoule
11 g Eiweiß
38 g Fett
3 g Kohlenhydrate
3 g Ballaststoffe
222 mg Calcium
26 mg Vitamin C

Zubereitung

1| Mozzarellakugeln gut abtropfen lassen. Aus Öl, Essig und den Gewürzen eine Marinade herstellen. Basilikum waschen, Blättchen abzupfen und in schmale Streifen schneiden. Knoblauchzehe schälen und fein würfeln. Basilikum und Knoblauch zu dem Dressing geben und unterrühren. Mozzarellakugeln unter das Dressing mischen und ca. 15 Minuten marinieren.

2| Avocado halbieren, Stein entfernen und das Fruchtfleisch mit einem Esslöffel vorsichtig aus der Schale heben. In ca. 2 cm große Würfel schneiden und sofort mit dem Zitronensaft beträufeln.

3| Tomaten waschen, trocknen und abwechselnd mit den Avocadowürfeln und den Mozzarellakugeln auf Holzspieße stecken, mit der restlichen Marinade beträufelt servieren.

Garnelen-Champignon-Spieße

Geht schnell

Zutaten für 2 Portionen

100 g geschälte Garnelen, entdarmt
1 TL Zitronensaft
100 g kleine Champignons
2 Knoblauchzehen
1 EL Olivenöl
1 TL Sojasauce
Pfeffer, Salz

Zubereitungszeit
ca. 10 Minuten
Marinierzeit
ca. 15 Minuten
Garzeit
ca. 5 Minuten

Nährwerte pro Portion
135 Kilokalorien/563 Kilojoule
12 g Eiweiß
9 g Fett
2 g Kohlenhydrate
1 g Ballaststoffe
33 mg Calcium

Zubereitung

1| Garnelen unter kaltem Wasser abbrausen, trocknen und mit Zitronensaft beträufeln. Champignons mit einem Küchenkrepp säubern, Stiele etwas abschneiden. Knoblauchzehen schälen und in feine Würfel schneiden.

2| Aus Öl, Sojasauce, Knoblauchwürfeln und Salz und Pfeffer eine Marinade herstellen und die vorbereiteten Garnelen und die Pilze darin ca. 15 Minuten marinieren. Abwechselnd auf Holzspieße stecken. Eine beschichtete Pfanne ohne weitere Fettzugabe erhitzen und die Spieße darin von allen Seiten ca. 5 Minuten scharf anbraten, die Marinade zugießen und in 1 bis 2 Minuten die Marinade einkochen lassen.

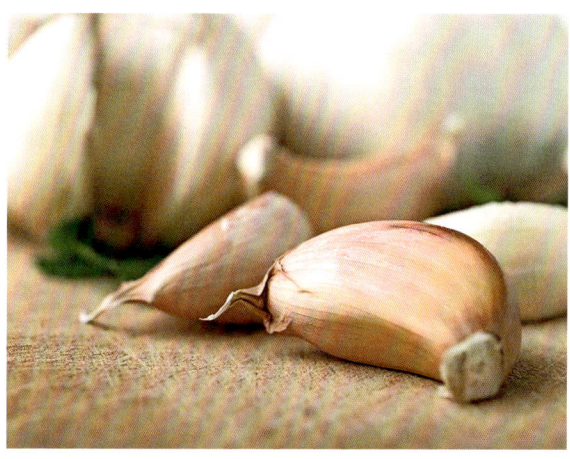

Selbst gemachte Focaccia

Ideal für Gäste

Zutaten für 4 Portionen

160 g Dinkelmehl, Typ 650
Salz
7 g frische Hefe
1 Prise Zucker
2 EL Olivenöl
1 Handvoll italienische Kräuter, z. B. Basilikum, Thymian, Oregano
1 Knoblauchzehe
½ Kugel Mozzarella, fettarm
2 reife Tomaten
1 kleines Bund Rucola

Zubereitungszeit
ca. 40 Minuten
Gehzeit
ca. 1 Stunde
Garzeit
ca. 10 Minuten

Nährwerte pro Portion
236 Kilokalorien/985 Kilojoule
9 g Eiweiß
11 g Fett
30 g Kohlenhydrate
3 g Ballaststoffe
88 mg Calcium

Zubereitung

1| Mehl und ¼ TL Salz in eine Schüssel sieben, eine kleine Mulde in das Mehl drücken. Hefe und Zucker in die Mulde geben und mit einer Gabel verrühren, bis die Hefe flüssig ist. 100 ml lauwarmes Wasser zugeben und mit den Knethacken des Handrührgerätes unterrühren. Einen ½ Esslöffel des Öls zugeben und einen geschmeidigen Teig herstellen. Den Teig zugedeckt an einem warmen Ort 1 Stunde gehen lassen.

2| Kräuter waschen, trocknen, Blättchen abzupfen, grob hacken und mit dem Öl verrühren. Knoblauchzehe schälen, in feine Würfel schneiden und unter das Kräuteröl mengen.

3| Mozzarella abtropfen lassen und in schmale Scheiben schneiden. Tomaten waschen, den Strunk herausschneiden und die Tomaten in schmale Scheiben schneiden. Rucola verlesen, waschen, in einer Salatschleuder trocknen und in mundgerechte Stücke schneiden.

4| Ein Backblech im Ofen auf 250 °C (Ober- und Unterhitze) vorheizen. Teig in 4 gleichgroße Stücke teilen und auf einer bemehlten Arbeitsfläche dünne Fladen auswellen, ca. 3 bis 4 Fladen auf Backpapier legen, das Backpapier auf das heiße Backblech ziehen und ca. 8 bis 10 Minuten backen. Mit den vorbereiteten Zutaten zu Tisch geben und nach Belieben belegen bzw. mit dem Kräuteröl beträufeln.

Küchentipp
Dieses Rezept ist für vier Portionen ausgelegt, da es sich bei der Focaccia um eine kleine Vorspeise handelt. Als Hauptgericht rechnen Sie die Mengenangaben für zwei Portionen.

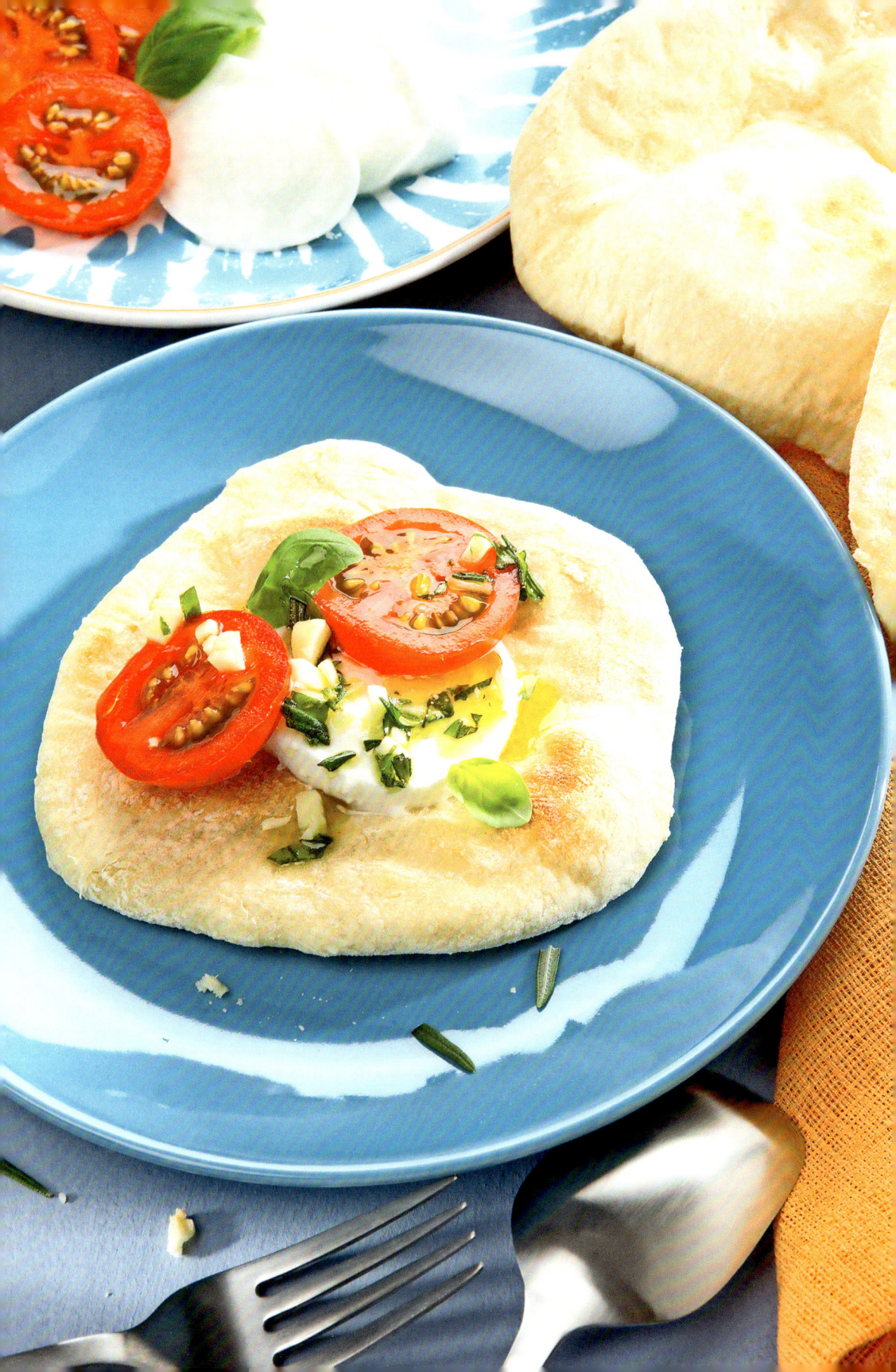

Gefüllte Tomaten

Sehr lecker mit sonnengereiften Ochsenherztomaten

Zutaten für 2 Portionen

2 große Ochsenherztomaten
1 Knoblauchzehe
1 EL entsteinte schwarze Oliven
2 Frühlingszwiebeln
Einige Basilikumblätter
100 g Hüttenkäse
Salz, Pfeffer, Cayennepfeffer

Zubereitungszeit
ca. 20 Minuten

Nährwerte pro Portion
90 Kilokalorien/378 Kilojoule
8 g Eiweiß
4 g Fett
5 g Kohlenhydrate
1 g Ballaststoffe
70 mg Calcium
28 mg Vitamin C

Zubereitung

1| Tomaten waschen, trocknen, einen Deckel abschneiden und die Tomaten mit einem Esslöffel aushöhlen. Das Tomateninnere in feine Würfel schneiden, Knoblauchzehe schälen und zusammen mit den Oliven fein würfeln. Frühlingszwiebeln waschen, putzen und in feine Scheiben schneiden. Basilikumblätter waschen, trocknen und in feine Streifen schneiden.

2| Den Hüttenkäse mit den Gewürzen abschmecken und mit den vorbereiteten Zutaten vermengen.

3| Hüttenkäse in die zwei Tomaten füllen und servieren.

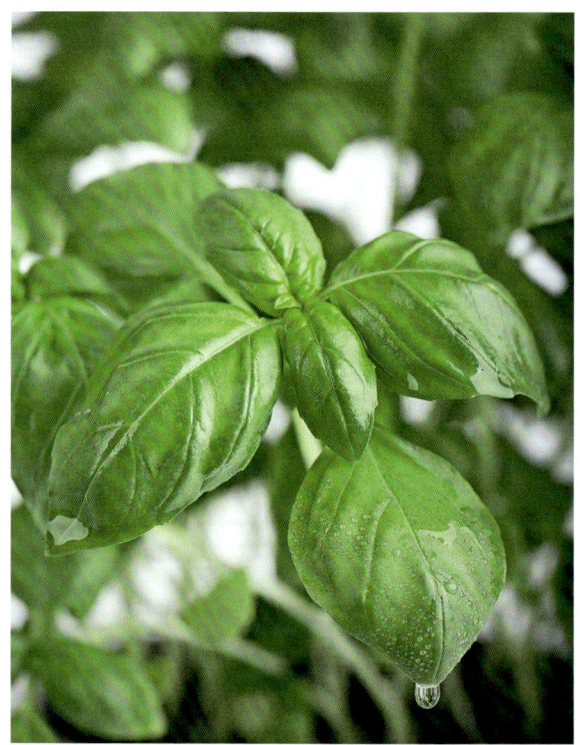

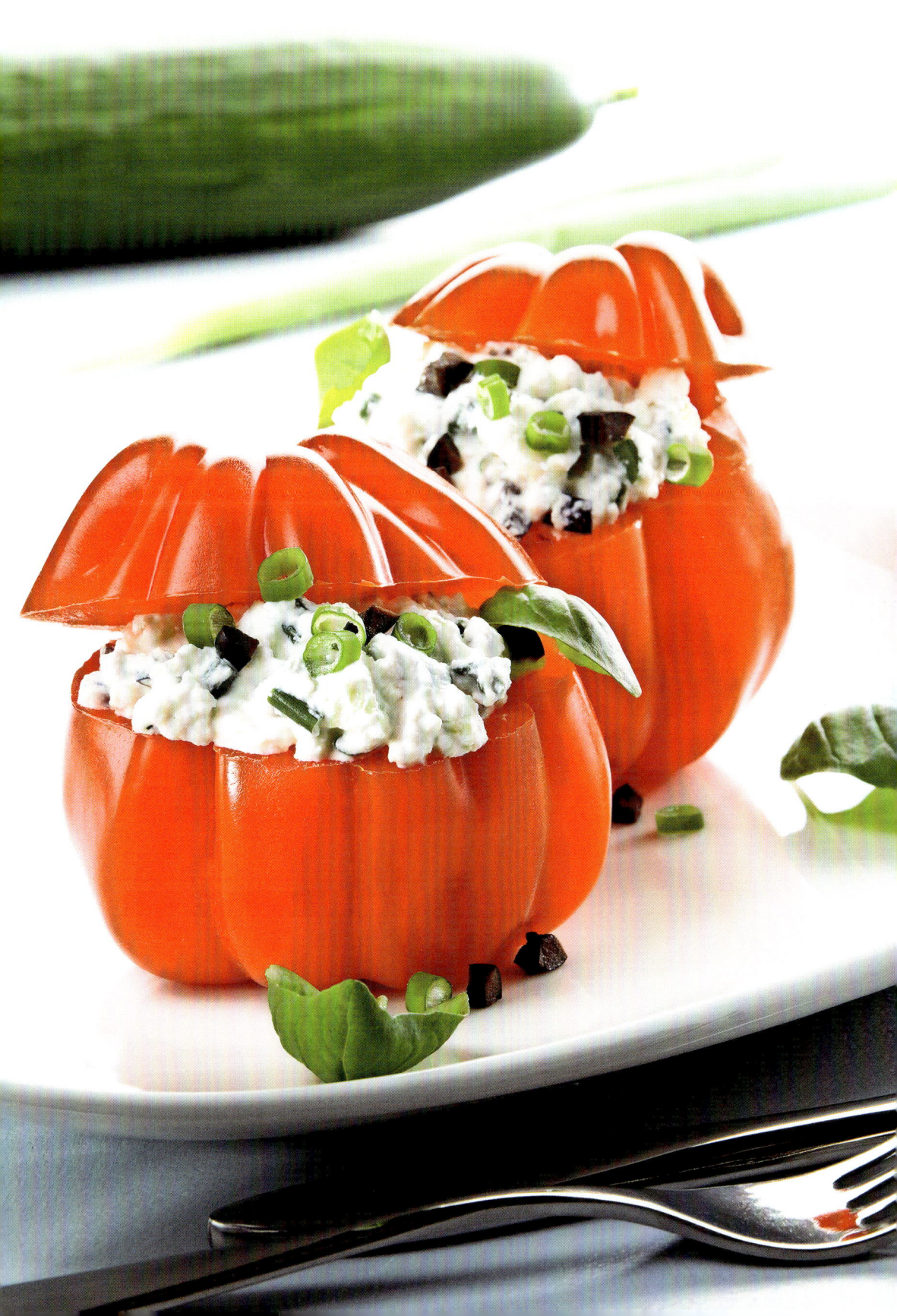

Lachs-Avocado-Imbiss

Sehr leckere Kombination

Zutaten für 2 Portionen

3 Scheiben geräucherter Lachs
2 Zweige Dill
½ Bio-Zitrone
Pfeffer
1 TL Meerrettich (Glas)
1 EL Frischkäse, fettreduziert
4 Scheiben Körnerbaguette (ca. 100 g)
1 kleine, reife Avocado

Zubereitungszeit
ca. 15 Minuten

Nährwerte pro Portion
275 Kilokalorien/1151 Kilojoule
13 g Eiweiß
15 g Fett
23 g Kohlenhydrate
5 g Ballaststoffe
47 mg Calcium
0,5 g Omega-3-Fettsäuren

Zubereitung

1| Lachs in kleine Würfel schneiden. Dill waschen, trocknen, Dillspitzen abzupfen und fein wiegen. Zitrone heiß abspülen und die Schale abreiben, Zitrone auspressen, 1 EL Saft zur Seite stellen.

2| Lachswürfel mit der Zitronenschale, Dill und dem restlichen Zitronensaft vermengen und mit Pfeffer würzen.

3| Meerrettich und Frischkäse verrühren und die Brotscheiben damit bestreichen. Den Stein aus der Avocado entfernen und das Fruchtfleisch mit einem Löffel aus der Schale heben. Avocado in schmale Scheiben schneiden und mit dem restlichen Zitronensaft beträufeln. Avocadoscheiben auf den Broten verteilen und mit dem Lachs garniert servieren.

Heringsbrötchen mit fruchtigem Dressing

Gelingt leicht, schmeckt fruchtig-frisch

Zutaten für 2 Portionen

- 2 Körnerbrötchen, z. B. Sonnenblumen- oder Kürbiskern
- 2 kleine Matjesheringe (à ca. 50 g)
- 2 Schalotten
- ½ kleine, reife Mango
- 2 Zweige Dill
- 1 EL Rapsöl
- 1 TL fruchtiger Essig, z. B. Himbeeressig oder Apfelessig
- Salz, Pfeffer

Zubereitungszeit
ca. 15 Minuten

Nährwerte pro Portion
388 Kilokalorien/1623 Kilojoule
15 g Eiweiß
22 g Fett
32 g Kohlenhydrate
5 g Ballaststoffe
64 mg Calcium
20 mg Vitamin C
5 mg Vitamin E

Zubereitung

1| Die Brötchen quer durchschneiden. Matjes kurz abspülen, trocknen und in mundgerechte Stücke schneiden. Schalotten schälen und fein würfeln. Mango schälen, Fruchtfleisch vom Stein abschneiden und in feine Würfel schneiden. Dill waschen, Dillspitzen abzupfen und fein hacken.

2| Aus Öl, Essig und den Gewürzen ein Dressing herstellen, Schalotten- und Mangowürfel und Dill untermengen und vorsichtig mit den Matjeswürfeln vermischen.

3| Matjes auf den Brötchenhälften verteilen und gleich servieren.

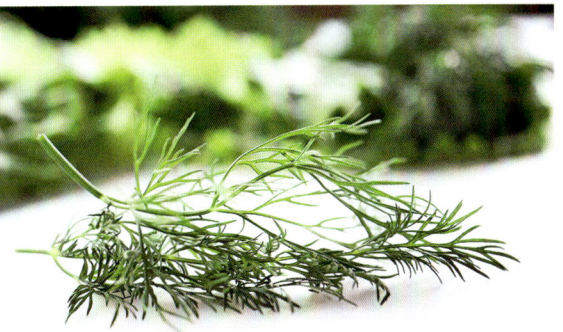

Kürbiskernbrötchen mit Makrele

Ein schneller und gesunder Snack

Zutaten für 2 Portionen

2 Kürbiskernbrötchen
1 TL Meerrettich (Glas)
1 EL Frischkäse, fettreduziert
1 EL Milch, 1,5 % Fett
1 Stück geräucherte Makrele (ca. 100 g)
1 Stück Salatgurke (ca. 100 g)
Einige Zweig Dill

Zubereitungszeit
ca. 10 Minuten

Nährwerte pro Portion
284 Kilokalorien/1188 Kilojoule
18 g Eiweiß
12 g Fett
27 g Kohlenhydrate
5 g Ballaststoffe
50 mg Calcium
1 g Omega-3-Fettsäuren

Zubereitung

1| Beide Brötchen halbieren, Meerrettich, Frischkäse mit Milch glatt rühren und auf je zwei Brötchenhälften streichen. Makrelenstück teilen und auf den bestrichenen Brötchenhälften verteilen.

2| Gurke und Dill waschen, Gurke putzen, Dillspitzen abzupfen. Gurke in schmale Scheiben schneiden und auf den Makrelenbrötchen fächerartig anrichten, mit den Dillspitzen garnieren und je die zweite Brötchenhälfte auflegen.

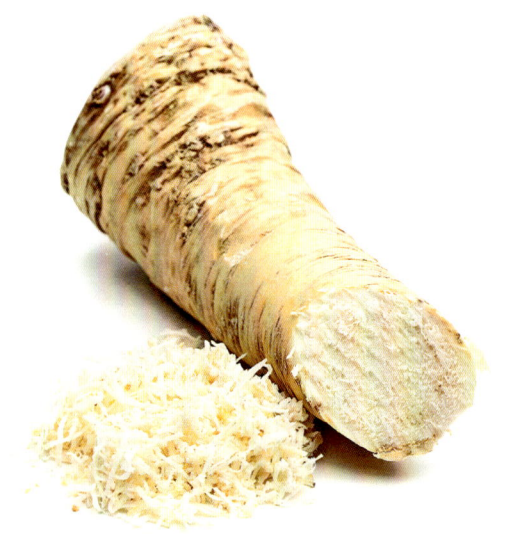

Lachsfrikadelle

Leichte Schärfe durch Meerrettich

Zutaten für 2 Portionen

200 g Lachsfilet
1 TL Zitronensaft
1 Eiklar
Salz, Pfeffer
1 EL Meerrettich (Glas)
1 EL Paniermehl
1 EL Rapsöl

Zubereitungszeit
ca. 10 Minuten

Garzeit
ca. 6 Minuten

Nährwerte pro Portion
263 Kilokalorien/1101 Kilojoule
23 g Eiweiß
15 g Fett
9 g Kohlenhydrate
2 g Ballaststoffe
38 mg Calcium
1 g Omega-3-Fettsäuren

Zubereitung

1| Lachs waschen, trocknen, in grobe Stücke zerkleinern und mit dem Zitronensaft beträufeln. Zusammen mit dem Eiklar, Gewürzen, Meerrettich und Paniermehl in einer Küchenmaschine zu einer glatten Masse zerkleinern.

2| Öl in einer beschichteten Pfanne erhitzen, aus der Masse Frikadellen formen und im heißen Öl von jeder Seite 3 Minuten knusprig anbraten.

Serviertipp
Bereiten Sie die Frikadellen im Voraus und nehmen Sie sie mit ins Büro. Zusammen mit einem knusprigen Vollkornbrötchen und einem unserer köstlichen Dip-Rezepte (siehe Seite 97) erhalten Sie einen leckeren Snack für Ihre Mittagspause.

Bunte Gemüsesticks mit Knoblauch-Dip

Ideal zum Knabbern für zwischendurch

Zutaten für 2 Portionen

1 kleine, gelbe Paprikaschote
½ kleiner Kohlrabi
2 kleine Karotten
4 Stangen Staudensellerie

Knoblauch-Dip
½ Pck. Magerquark
2 EL Milch, 1,5 % Fett
1 Knoblauchzehe
2 Frühlingszwiebeln
1 EL Leinöl
Salz, Pfeffer

Zubereitungszeit
ca. 15 Minuten

Nährwerte pro Portion
167 Kilokalorien/698 Kilojoule
12 g Eiweiß
7 g Fett
12 g Kohlenhydrate
6 g Ballaststoffe
196 mg Calcium
97 mg Vitamin C
3 g Omega-3-Fettsäuren

Zubereitung

1| Gemüse waschen, Paprika halbieren und entkernen. Kohlrabi und Karotten schälen und Staudensellerie putzen. Das vorbereitete Gemüse in schmale Streifen schneiden und in zwei Gläsern dekorativ verteilen.

2| Quark und Milch mit einem Schneebesen glatt rühren, Knoblauchzehe schälen und in feine Würfel schneiden. Frühlingszwiebeln waschen, putzen, in feine Ringe schneiden und zusammen mit den Knoblauchwürfeln unter den Quark rühren. Das Leinöl unterrühren. Mit den Gewürzen abschmecken und zu dem Gemüse servieren.

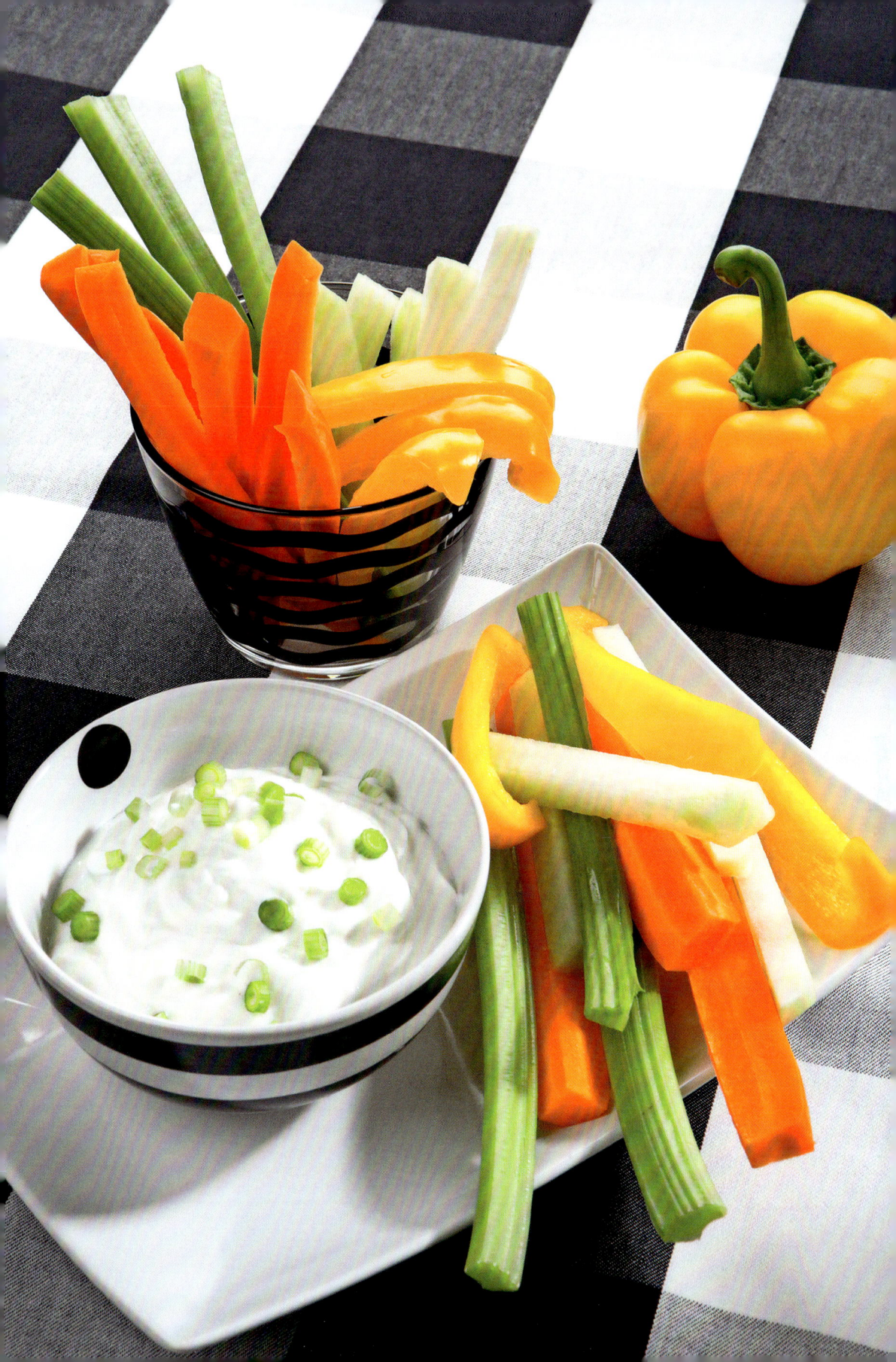

Überbackene Crostinis mit Paprika-Tomaten-Salat

Idealer Snack für zwischendurch

Zutaten für 2 Portionen

- 100 g Camembert, 30 % Fett i. Tr.
- 1 Knoblauchzehe
- 6 Scheiben Körnerbaguette (ca. 150 g)
- 1 EL flüssiger Honig
- 1 rote Paprikaschote
- 2 eigroße Tomaten
- ½ kleine, blaue Zwiebel
- 1 EL Olivenöl
- 1 EL Balsamicoessig
- Salz, Pfeffer
- 1 Handvoll Basilikum

Zubereitungszeit
ca. 25 Minuten
Garzeit
ca. 12 Minuten

Nährwerte pro Portion
420 Kilokalorien/1757 Kilojoule
20 g Eiweiß
18 g Fett
45 g Kohlenhydrate
8 g Ballaststoffe
358 mg Calcium
76 mg Vitamin C
5 mg Vitamin E

Zubereitung

1| Backofen auf 220 °C (Ober- und Unterhitze) vorheizen.

2| Camembert in 6 dünne Scheiben schneiden. Knoblauchzehe schälen und halbieren, die Brotscheiben mit den halbierten Knoblauchzehen abreiben. Die Käsescheiben auf den Broten verteilen und mit dem Honig beträufeln, auf ein mit Backpapier belegtes Blech setzen und im heißen Ofen ca. 10 bis 12 Minuten überbacken.

3| Paprikaschote und Tomaten waschen, Paprika halbieren, Stiel, Samen- und Samenwände entfernen und die Paprikahälften in kleine Würfel schneiden. Tomaten halbieren, Strunk herausschneiden und Tomatenhälften ebenfalls klein würfeln. Zwiebel schälen und zusammen mit der Knoblauchzehe fein würfeln.

4| Aus Öl, Essig und Gewürzen ein Dressing herstellen und mit den Paprika-, Tomaten-, Zwiebel- und Knoblauchwürfeln mischen. Basilikum waschen, trocknen, die Blättchen abzupfen und in feine Streifen schneiden. Über den Salat streuen und mit den heißen Crostinis servieren.

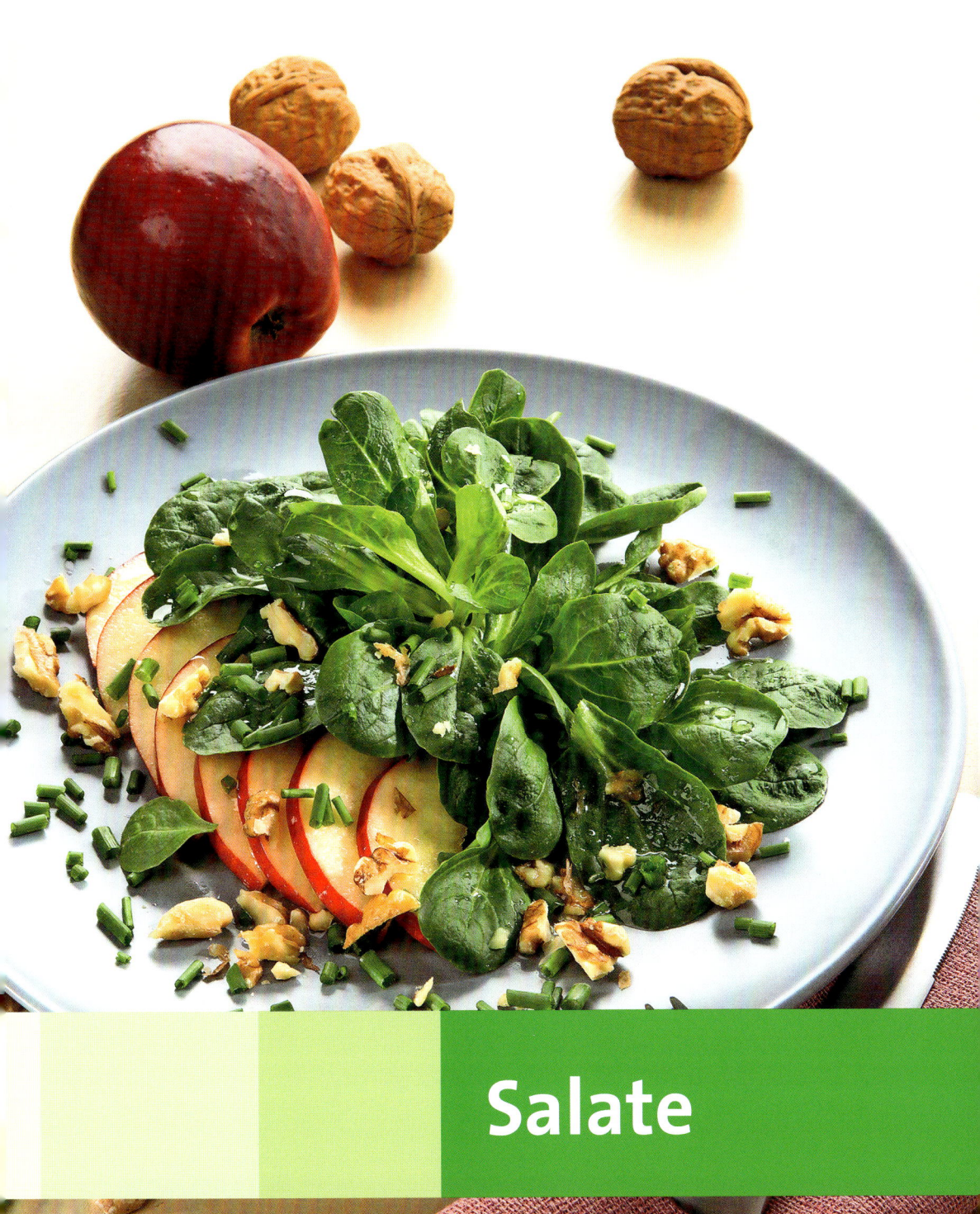

Salate

Nudelsalat

Ideal zum Grillfest, gut vorzubereiten

Zutaten für 2 Portionen

120 g Penne
1 rote Paprikaschote
100 g Mais (Dose)
1 kleine, blaue Zwiebel
1 Knoblauchzehe
1 EL Olivenöl
2 EL Balsamicoessig
Etwas Nudelwasser
1 EL geh. Basilikum
Salz, Pfeffer, Cayennepfeffer
1 Stück Parmesan (ca. 60 g)

Zubereitungszeit
ca. 15 Minuten
Garzeit
ca. 8 Minuten
Marinierzeit
ca. 30 Minuten

Nährwerte pro Portion
478 Kilokalorien/1999 Kilojoule
20 g Eiweiß
20 g Fett
53 g Kohlenhydrate
7 g Ballaststoffe
401 mg Calcium
63 mg Vitamin C

Zubereitung

1| Nudeln nach Packungsanweisung in reichlich kochendem Salzwasser al dente garen. 50 bis 80 ml des Nudelwassers vor dem Abgießen abmessen und zur Seite stellen.

2| Paprika waschen, trocknen, putzen und in kleine Würfel schneiden. Mais abtropfen lassen, Zwiebel und Knoblauch schälen und fein würfeln.

3| Aus Öl, Essig, Nudelwasser, Basilikum und den Gewürzen ein Dressing herstellen. Parmesan auf einer Küchenreibe grob raspeln. Dressing zum Salat geben und gut durchmischen. Den Salat vor dem Servieren 30 Minuten durchziehen lassen. Vor dem Servieren Parmesan dazugeben und untermischen.

Kichererbsensalat Caprese

Der Klassiker mal ballaststoffreich

Zutaten für 2 Portionen

400 g Kichererbsen (Dose)
1 Knoblauchzehe
2 reife Tomaten
1 Kugel Mozzarella, fettreduziert
1 Handvoll Basilikumblätter
1 EL Olivenöl
1 EL Balsamicoessig
Salz, Pfeffer, 1 Prise Zucker

Zubereitungszeit
ca. 15 Minuten
Marinierzeit
ca. 2 Stunden

Nährwerte pro Portion
410 Kilokalorien/1713 Kilojoule
24 g Eiweiß
17 g Fett
33 g Kohlenhydrate
13 g Ballaststoffe
516 mg Calcium
24 mg Vitamin C
13 mg Vitamin E

Zubereitung

1| Kichererbsen gut abtropfen lassen. Knoblauch schälen und fein würfeln. Tomaten waschen, halbieren, Strunk herausschneiden und die Tomatenhälften in Würfel schneiden. Mozzarella ebenfalls abtropfen lassen und würfeln. Basilikum waschen, trocknen und die Blättchen in schmale Streifen schneiden.

2| Aus Öl, Essig, Gewürzen, Knoblauchwürfeln und Basilikum ein Dressing herstellen und die vorbereiteten Salatzutaten damit vermengen. Den Salat ca. 2 Stunden durchziehen lassen.

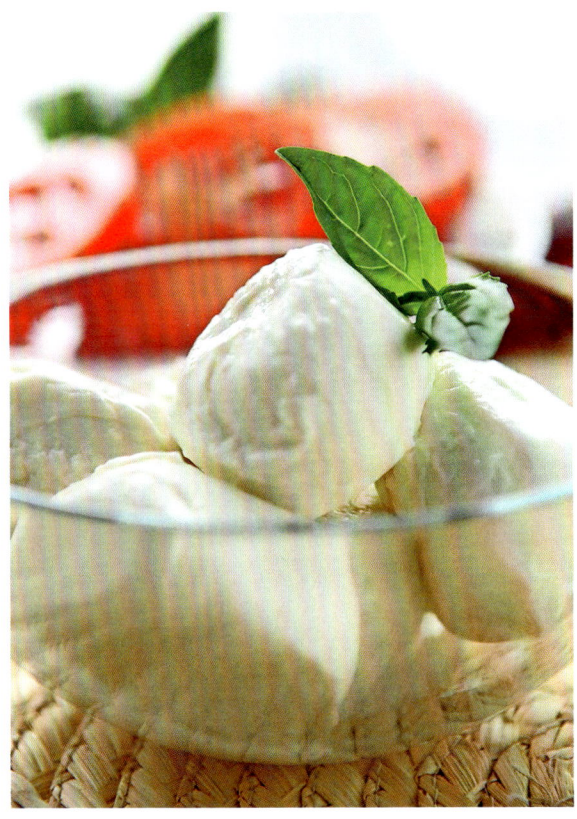

Frühlingskartoffelsalat

Aromatisch durch frischen Bärlauch

Zutaten für 2 Portionen

400 g kleine, festkochende Kartoffeln
½ Bund Bärlauch
1 kleine, blaue Zwiebel
4 Radieschen
100 ml Gemüsebrühe
1 EL weißer Balsamicoessig
1–2 EL Leinöl
Salz, Pfeffer

Zubereitungszeit
ca. 20 Minuten
Garzeit
ca. 25 Minuten
Marinierzeit
1–2 Stunden

Nährwerte pro Portion
267 Kilokalorien/1115 Kilojoule
5 g Eiweiß
13 g Fett
32 g Kohlenhydrate
6 g Ballaststoffe
47 mg Calcium
32 mg Vitamin C
4 g Omega-3-Fettsäuren

Zubereitung

1| Kartoffeln gründlich waschen und in einem Dämpftopf ca. 20 bis 25 Minuten kochen. Abgießen, etwas abkühlen lassen, pellen und in Scheiben schneiden.
2| Bärlauch waschen, eventuell verlesen, Stiele abschneiden und Blätter in schmale Streifen schneiden. Zwiebel schälen und fein würfeln. Radieschen waschen, putzen und in schmale Scheiben schneiden.
3| Brühe mit Essig und Öl in einem Topf erhitzen und mit Salz und Pfeffer würzen.
4| Alle vorbereiteten Zutaten in eine Schüssel geben und mit dem Dressing übergießen, vorsichtig vermischen und mindestens 1 bis 2 Stunden ziehen lassen.

Rote-Beete-Rohkostsalat mit Apfel

Ballaststoffreicher Genuss, fruchtig-frisch

Zutaten für 2 Portionen

1 EL Walnussöl
1 EL Zitronensaft
Salz, Pfeffer
1 TL flüssiger Honig oder Agaven-Dicksaft
½ kleines Bund Schnittlauch
2 EL Walnüsse
1 mittlere rote Beete
1 Apfel

Zubereitungszeit
ca. 10 Minuten
Marinierzeit
ca. 30 Minuten

Nährwerte pro Portion
347 Kilokalorien/1449 Kilojoule
7 g Eiweiß
21 g Fett
32 g Kohlenhydrate
9 g Ballaststoffe
99 mg Calcium
38 mg Vitamin C

Zubereitung

1| Aus Öl, Zitronensaft, Gewürzen und Honig bzw. Dicksaft ein Dressing herstellen. Schnittlauch waschen, trocknen und in feine Röllchen schneiden. Walnüsse grob hacken und in einer beschichten Pfanne ohne Fettzugabe rösten. Zur Seite stellen und abkühlen lassen.

2| Rote Beete und Apfel waschen, Rote Beete putzen, schälen und auf einer Küchenreibe grob raspeln. Apfel halbieren, Kerngehäuse und Stiel entfernen und ebenfalls raspeln. Mit dem Dressing, den Nüssen und den Schnittlauchröllchen vermischen und ca. 30 Minuten durchziehen lassen.

Küchentipp
Rote Beete färbt stark ab. Deswegen unbedingt für die Verarbeitung dieser gesunden Knolle Einweghandschuhe tragen.

Sommer-Reissalat

Herrlich erfrischend an heißen Tagen

Zutaten für 2 Portionen

50 g Vollkornreis
50 g heller Reis
Salz
½ Bio-Zitrone
1 Becher Joghurt, 1,5 % Fett
1 EL Rapsöl
1 EL Zitronensaft
Pfeffer, 1 Prise Zucker
3 Zweige Dill
½ kleines Bund Schnittlauch
1 kleine Salatgurke
   (ca. 120 g)
1 Stück geräucherter Lachs
   (ca. 200 g)

Zubereitungszeit
ca. 15 Minuten
Garzeit
ca. 50 Minuten
Marinierzeit
mind. 3 Stunden

Nährwerte pro Portion
489 Kilokalorien/2044 Kilojoule
28 g Eiweiß
17 g Fett
55 g Kohlenhydrate
5 g Ballaststoffe
178 mg Calcium
26 mg Vitamin C

Zubereitung

1| Vollkornreis in der dreifachen Menge Salzwasser nach Packungsanweisung (ca. 45 bis 50 Minuten) garen, 20 Minuten vor Ende der Garzeit den hellen Reis hinzufügen und mitkochen, ggf. noch Wasser zugießen. Am Ende der Garzeit den Reis abgießen und gut abtropfen lassen.

2| Die Zitrone heiß waschen, die Hälfte der Schale auf einer Küchenreibe fein abreiben, 1 Esslöffel Saft auspressen. Aus Joghurt, Zitronenschale, Öl, Zitronensaft und den Gewürzen ein Dressing herstellen.

3| Die Kräuter waschen, trocknen, Dillspitzen abzupfen und grob hacken, Schnittlauch in schmale Röllchen schneiden und mit dem Dressing vermischen.

4| Gurke waschen, putzen und in kleine Würfel schneiden. Zusammen mit dem Reis und dem Dressing vermischen und ggf. nochmals abschmecken. Den Salat mindestens 3 Stunden ziehen lassen und vor dem Servieren mit dem, in kleine Stücke geschnittenen, Lachs bestreuen.

Brokkoli-Salat mit Ingwer-Vinaigrette

Calciumreicher und sehr aromatischer Salat

Zutaten für 2 Portionen

450 g Brokkoli
Salz
1 kleine, blaue Zwiebel
1 Stück Ingwer (ca. 20 g)
1 EL Rapsöl
1 EL Essig
1 TL Senf
1 TL Ahornsirup
Pfeffer
1 EL Schnittlauch

Zubereitungszeit
ca. 10 Minuten

Garzeit
5–7 Minuten

Nährwerte pro Portion
135 Kilokalorien/564 Kilojoule
7 g Eiweiß
8 g Fett
7 g Kohlenhydrate
6 g Ballaststoffe
238 mg Calcium
125 mg Vitamin C

Zubereitung

1| Brokkoli putzen, waschen und in kleine Röschen zerteilen. Salzwasser zum Kochen bringen und die Röschen darin 5 bis 7 Minuten kochen.

2| Zwiebel und Ingwer schälen und fein würfeln. Aus Öl, Essig, Senf und Ahornsirup ein Dressing herstellen, mit Salz, Pfeffer und Schnittlauch würzen. Das Dressing über den gegarten und abgetropften Brokkoli gießen und vermengen.

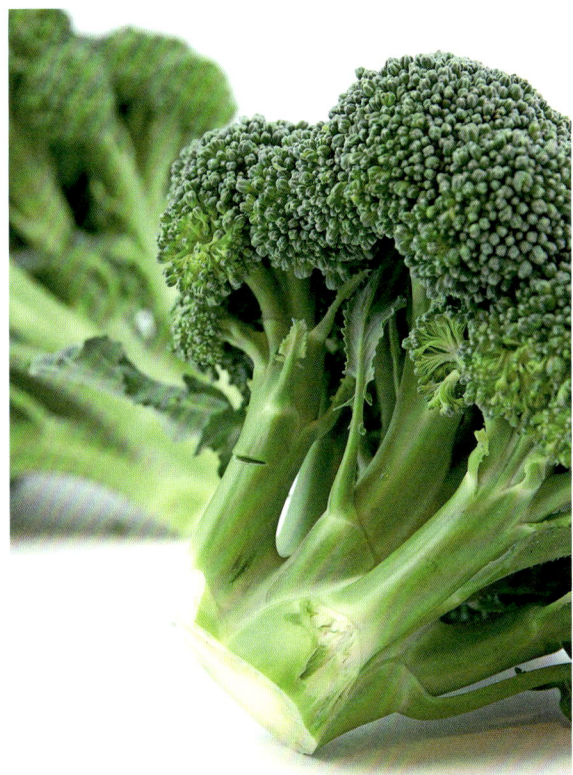

Salate

Tomaten-Kresse-Salat

Sommerlicher Muntermacher

Zutaten für 2 Portionen

4 mittlere Tomaten
1 kleine blaue Zwiebel
1 EL Olivenöl
1 EL Weißweinessig
Salz, Pfeffer
1 TL Senf
1 TL flüssiger Honig, z. B. Akazie oder Agaven-Dicksaft
1 Kästchen Kresse

Zubereitungszeit
15 Minuten

Nährwerte pro Portion
120 Kilokalorien/502 Kilojoule
2 g Eiweiß
9 g Fett
8 g Kohlenhydrate
3 g Ballaststoffe
70 mg Calcium
31 mg Vitamin C

Zubereitung

1| Tomaten waschen, halbieren, Strunk entfernen und Tomaten in schmale Scheiben schneiden. Zwiebel schälen und in feine Würfel schneiden.

2| Aus Öl, Essig, Salz, Pfeffer, Senf und Honig bzw. Dicksaft ein Dressing herstellen. Kresse waschen, trocknen und auf einem großen Teller kranzartig anrichten. Tomatenscheiben auf dem Teller verteilen und Dressing darüber gießen.

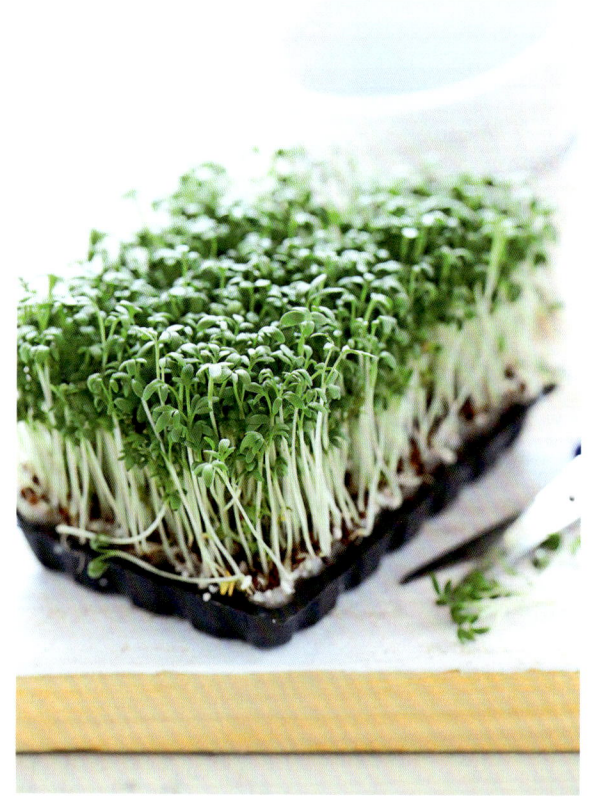

Kohlrabi-Apfel-Rohkostsalat

Herrlich erfrischend, dazu vitalstoffreich und preiswert

Zutaten für 2 Portionen

1 Kohlrabi (ca. 250 g)
1 rotschaliger Apfel
1½ EL Zitronensaft
½ Becher Joghurt, 1,5 % Fett
1 TL Walnussöl
1 EL Apfelsaft
1 TL Senf
Salz, Pfeffer
½ Bund Schnittlauch
1 EL Walnüsse

Zubereitungszeit
ca. 15 Minuten
Marinierzeit
ca. 30 Minuten

Nährwerte pro Portion
177 Kilokalorien/739 Kilojoule
6 g Eiweiß
10 g Fett
15 g Kohlenhydrate
4 g Ballaststoffe
154 mg Calcium
88 mg Vitamin C

Zubereitung

1| Kohlrabi und Apfel waschen, Kohlrabi putzen, schälen und auf einer Küchenreibe grob raspeln. Apfel halbieren, Kerngehäuse und Stiel entfernen und ebenfalls grob raspeln. Die Apfelraspel mit etwas Zitronensaft beträufeln.

2| Aus Joghurt, restlichem Zitronensaft, Öl, Apfelsaft, Senf und den Gewürzen ein Dressing herstellen. Schnittlauch waschen, trocknen und in schmale Röllchen schneiden und mit dem Dressing vermischen. Das Dressing über die vorbereiteten Kohlrabi- und Apfelraspel gießen, gut vermengen und ca. 30 Minuten ziehen lassen. Mit den grob gehackten Walnüssen bestreut servieren.

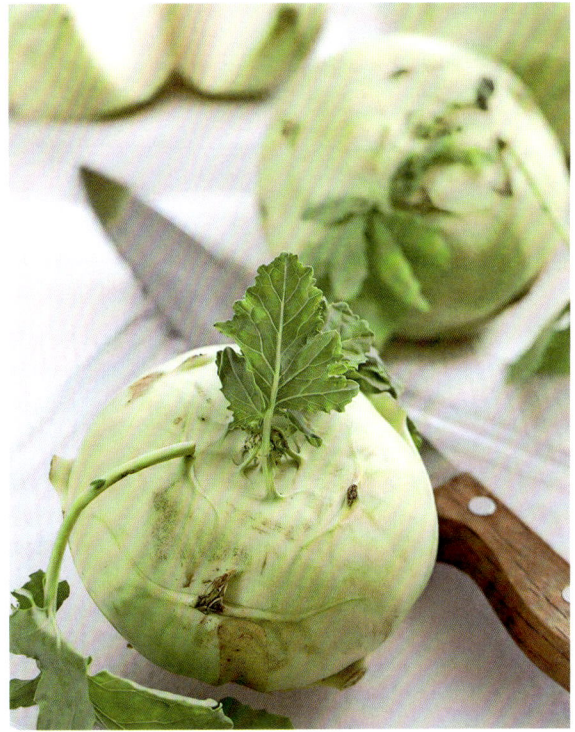

Bunter Feldsalat

Virenkiller in der kalten Jahreszeit, schnell zubereitet

Zutaten für 2 Portionen

2 EL Walnüsse
1 rotschaliger Apfel
1 EL Zitronensaft
70 g Feldsalat
1 EL Apfelessig oder Walnussessig
1 EL Walnussöl
Salz, Pfeffer
1 Prise Zucker
1 EL Schnittlauchröllchen

Zubereitungszeit
ca. 10 Minuten
Garzeit
ca. 3 Minuten

Nährwerte pro Portion
176 Kilokalorien/735 Kilojoule
2 g Eiweiß
15 g Fett
8 g Kohlenhydrate
3 g Ballaststoffe
27 mg Calcium
24 mg Vitamin C

Zubereitung

1| Walnüsse grob hacken und in einer beschichten Pfanne ohne Fettzugabe rösten, herausnehmen und abkühlen lassen.
2| Apfel waschen, trocknen, halbieren, Strunk und Kerne herausschneiden und die Apfelhälften in schmale Scheiben schneiden, sofort mit dem Zitronensaft beträufeln.
3| Feldsalat waschen, putzen und in der Salatschleuder trocken schleudern.
4| Aus Essig, Öl, Gewürzen, Zucker und Schnittlauch ein Dressing herstellen.
5| Die Apfelscheiben auf zwei Tellern fächerartig arrangieren, den Feldsalat darauf verteilen, das Dressing darüberträufeln und mit den Walnüssen garniert servieren.

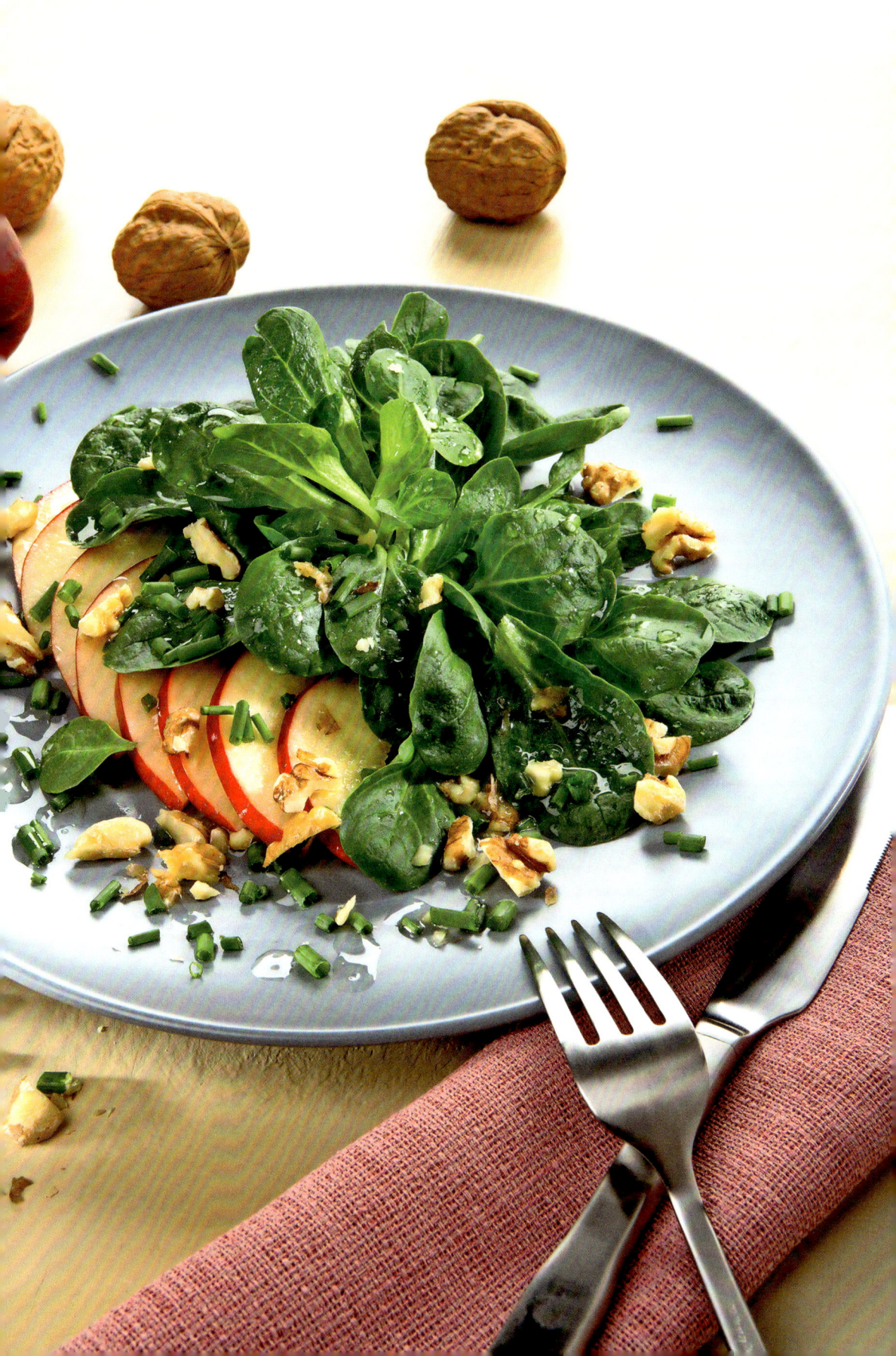

Kisir – türkischer Bulgursalat

Urlaubsfeeling pur, schnell zubereitet

Zutaten für 2 Portionen

100 g Bulgur (Weizengrütze)
6 Frühlingszwiebeln
1 EL Schnittlauchröllchen
1 EL gehackte Petersilie
1 rote Paprika
1 Fleischtomate
¼ Salatgurke
2 TL Tomatenmark
2 EL Zitronensaft
1 EL Olivenöl
Salz, Pfeffer, Cayennepfeffer, Paprikapulver rosenscharf

Zubereitungszeit
ca. 10 Minuten
Garzeit
ca. 10 Minuten

Nährwerte pro Portion
279 Kilokalorien/1165 Kilojoule
7 g Eiweiß
9 g Fett
41 g Kohlenhydrate
10 g Ballaststoffe
89 mg Calcium
104 mg Vitamin C

Zubereitung

1| Den Bulgur mit 250 ml heißem Wasser übergießen und ca. 10 Minuten ziehen lassen.
2| Frühlingszwiebeln waschen, putzen und in schmale Röllchen schneiden. Paprika, Gurke und Tomate waschen, halbieren, Strunk und Paprikakerne entfernen und in kleine Würfel schneiden.
3| Den Zitronensaft, das vorbereitete Gemüse und die Kräuter unter den Bulgur mengen. Mit dem Tomatenmark, dem Öl und den Gewürzen kräftig abschmecken.

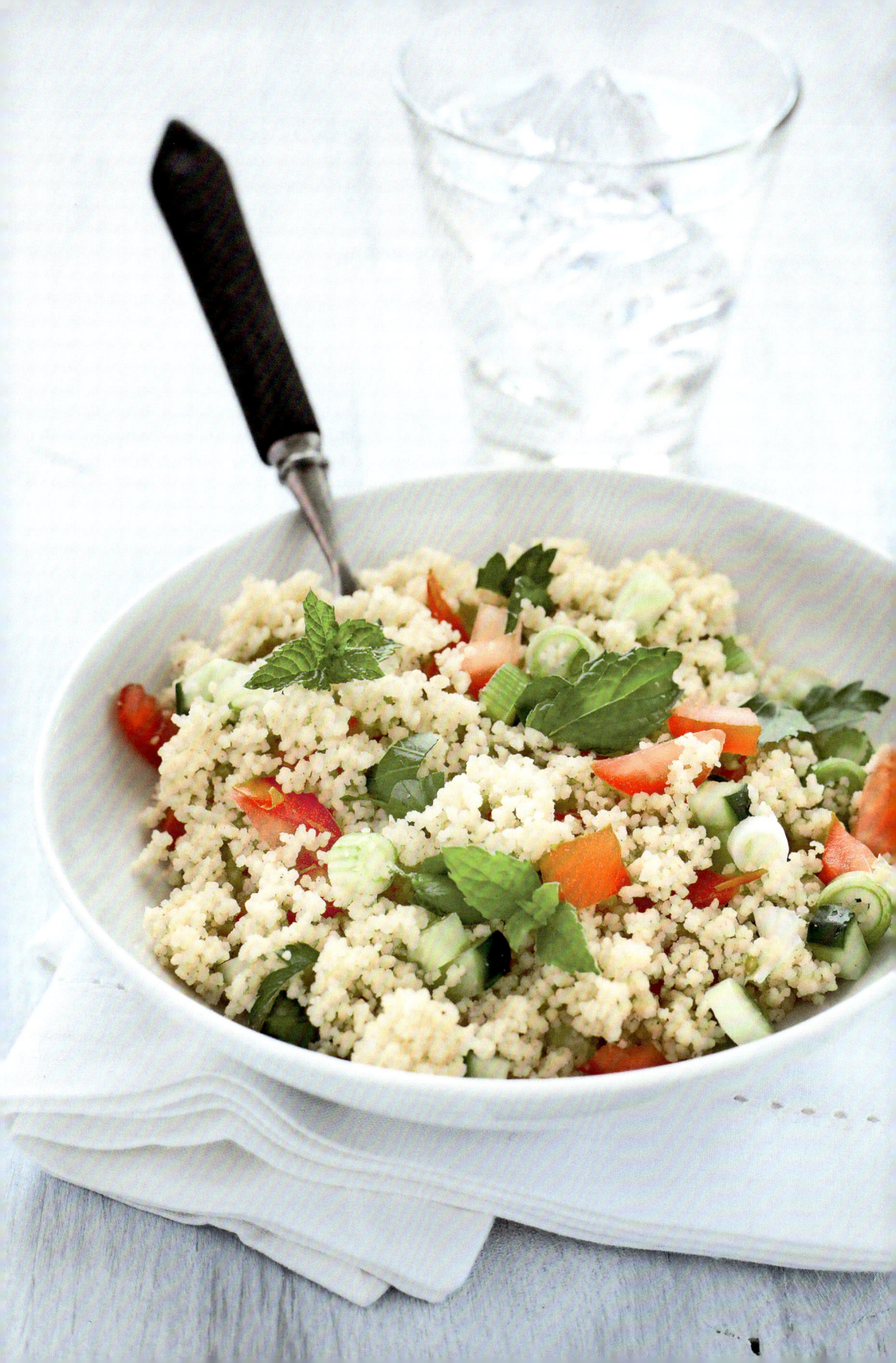

Gemischter Blattsalat

Besonders lecker mit jungem Blattspinat

Zutaten für 2 Portionen

1 Handvoll Blattsalat, z. B. Eichblatt oder Lollo rosso
1 Handvoll Blattspinat
2 EL Sprossen, z. B. Radieschen
1 EL Walnussöl
1 EL Himbeeressig
1 TL Ahornsirup oder Agaven-Dicksaft
1 TL Dijon-Senf
Salz, Pfeffer
1 EL Schnittlauchröllchen

Zubereitungszeit
ca. 10 Minuten

Nährwerte pro Portion
113 Kilokalorien/470 Kilojoule
2 g Eiweiß
8 g Fett
7 g Kohlenhydrate
2 g Ballaststoffe
45 mg Calcium
17 mg Vitamin C

Zubereitung

1| Blattsalate und Spinat verlesen, waschen und in der Salatschleuder trocken schleudern.
2| Sprossen waschen und ebenfalls trocken schleudern.
3| Aus Öl, Essig, Sirup bzw. Dicksaft, Senf, Gewürzen und Schnittlauchröllchen ein Dressing herstellen. Die Salate, den Spinat und die Sprossen auf zwei Tellern anrichten und mit dem Dressing beträufelt servieren.

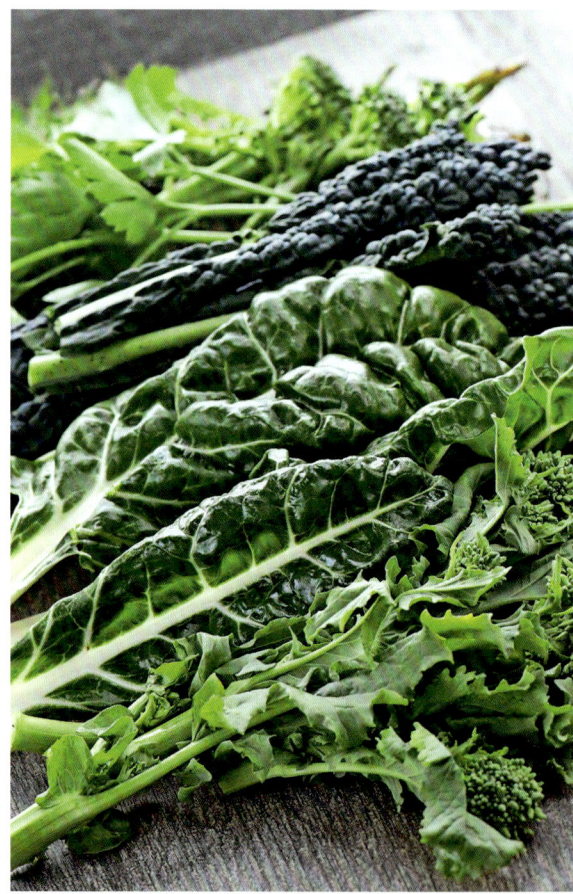

Linsensalat

Fruchtig durch knackige Apfelstückchen

Zutaten für 2 Portionen

100 g Linsen
1 kleines Lorbeerblatt
1 Prise Nelkenpulver
1 TL getr. Thymian, Bohnenkraut
1 kleine Zwiebel
1 rote Paprikaschote
1 Stück Schafskäse, fettreduziert (ca. 30 g)
1 EL Rapsöl
1 EL Balsamicoessig
1 TL Senf
Salz, Pfeffer
Paprikapulver edelsüß
2 EL Schnittlauchröllchen
1 kleiner Apfel

Zubereitungszeit
ca. 15 Minuten
Quellzeit
über Nacht (10 Stunden)
Marinierzeit
ca. 30 Minuten
Garzeit
ca. 40 Minuten

Nährwerte pro Portion
190 Kilokalorien/794 Kilojoule
7 g Eiweiß
11 g Fett
17 g Kohlenhydrate
5 g Ballaststoffe
107 mg Calcium
67 mg Vitamin C

Zubereitung

1| Linsen über Nacht einweichen. Am nächsten Tag zusammen mit Lorbeerblatt, Nelkenpulver und Kräutern in ½ Liter Wasser 30 bis 40 Minuten weich kochen. Am Ende der Garzeit die Linsen abgießen und in einer Schüssel abkühlen lassen.

2| Zwiebel schälen, Paprika waschen und halbieren, Strunk, Kerne und Samenwände entfernen, Zwiebel und Paprika fein würfeln. Schafskäse grob würfeln.

3| Aus Öl, Essig, Senf, Gewürzen und dem Schnittlauch ein Dressing herstellen. Apfel waschen, halbieren, Kerne und Stiel entfernen und die Apfelhälften auf einer Gemüsereibe direkt in die Salatsauce reiben. Dressing über die vorbereiteten Zutaten gießen und gut vermengen. Salat ca. 30 Minuten durchziehen lassen.

Küchentipp

Wenn es schnell gehen soll, können Sie auch Linsen der Sorte Le Puy (sogenannte Puy-Linsen) verwenden. Puy-Linsen haben nur eine sehr dünne Schale und können deswegen sehr gut ohne vorheriges Einweichen gegart werden. Kochzeit: ca. 20 bis 25 Minuten. Sie eignen sich hervorragend für Salate, da sie auch nach dem Kochen immer noch etwas bissfest und vom Geschmack her nussig sind.

Eisbergsalat mit fruchtigem Paprika-Dressing

Ideale Beilage zum Grillen

Zutaten für 2 Portionen

½ kleiner Eisbergsalat
½ kleine, blaue Zwiebel
½ kleine, gelbe Paprikaschote
½ kleine, rote Paprikaschote
1 reifer Pfirsich
1 EL Rapsöl
1 EL Limettensaft
1 EL Orangensaft
Salz, Pfeffer
1 EL Schnittlauch

Zubereitungszeit
ca. 15 Minuten

Nährwerte pro Portion
125 Kilokalorien/523 Kilojoule
2 g Eiweiß
8 g Fett
10 g Kohlenhydrate
4 g Ballaststoffe
30 mg Calcium
75 mg Vitamin C

Zubereitung

1| Eisbergsalat putzen, in mundgerechte Stücke schneiden, waschen und in der Salatschleuder trocken schleudern. Zwiebel schälen und fein würfeln. Paprikaschoten waschen, putzen, entkernen und ebenfalls fein würfeln. Pfirsich waschen und halbieren, Stein entfernen und Pfirsichhälften in kleine Würfel schneiden.

2| Aus Öl, Limetten- und Orangensaft, Gewürzen und Schnittlauch ein Dressing herstellen und mit den vorbereiteten Gemüse- und Pfirsichwürfeln vermengen. Den Eisbergsalat anschließend mit dem Dressing gut vermischen.

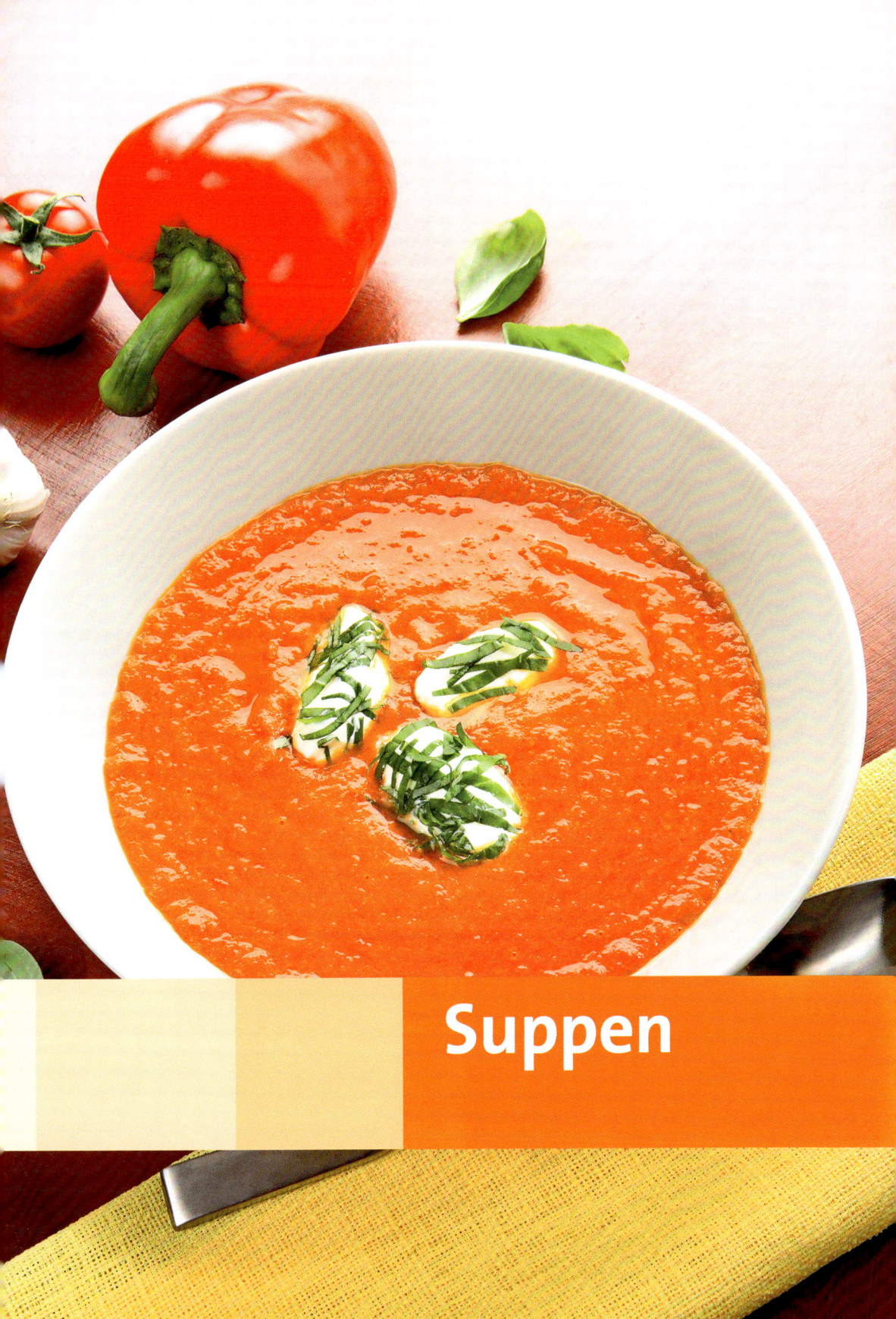

Suppen

Frühlingssuppe

Gut für Gäste, gut vorzubereiten

Zutaten für 2 Portionen

3 eigroße Kartoffeln
4 Frühlingszwiebeln
1 Knoblauchzehe
1 EL Rapsöl
300 ml Milch, 1,5 % Fett
Salz, Pfeffer, Muskatnuss
1 TL Meerrettich
4 geh. EL Kresse

Zubereitungszeit
ca. 10 Minuten
Garzeit
ca. 25 Minuten

Nährwerte pro Portion
238 Kilokalorien/997 Kilojoule
8 g Eiweiß
11 g Fett
26 g Kohlenhydrate
4 g Ballaststoffe
265 mg Calcium
38 mg Vitamin C

Zubereitung

1| Kartoffeln und Frühlingszwiebeln waschen, schälen und in grobe Stücke schneiden. Knoblauch schälen und grob hacken. Öl erhitzen und Gemüse darin anschwitzen, mit Milch und 200 ml Wasser ablöschen, Suppe mit Gewürzen abschmecken und ca. 20 Minuten bei mittlerer Hitze köcheln lassen.
2| Meerrettich und ¾ der Kresse zugeben und die Suppe mit einem Pürierstab cremig mixen. Restliche Kresse auf der Suppe garnieren und gleich servieren.

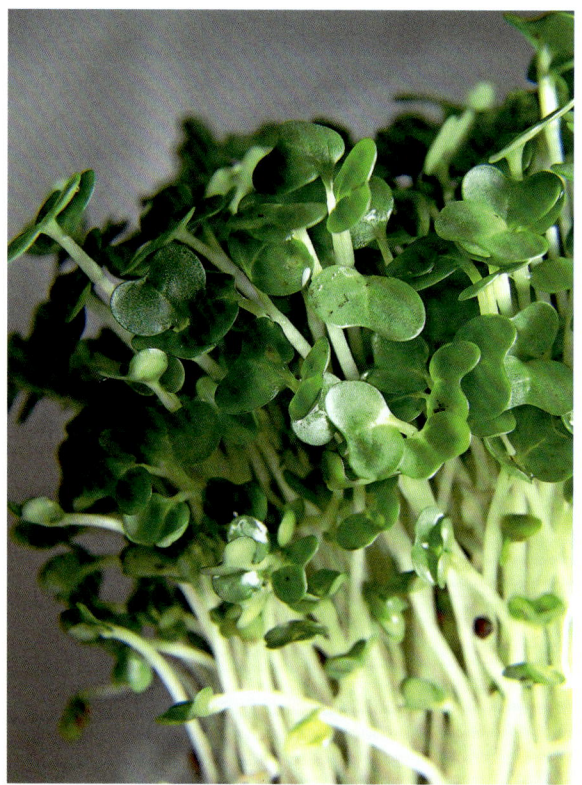

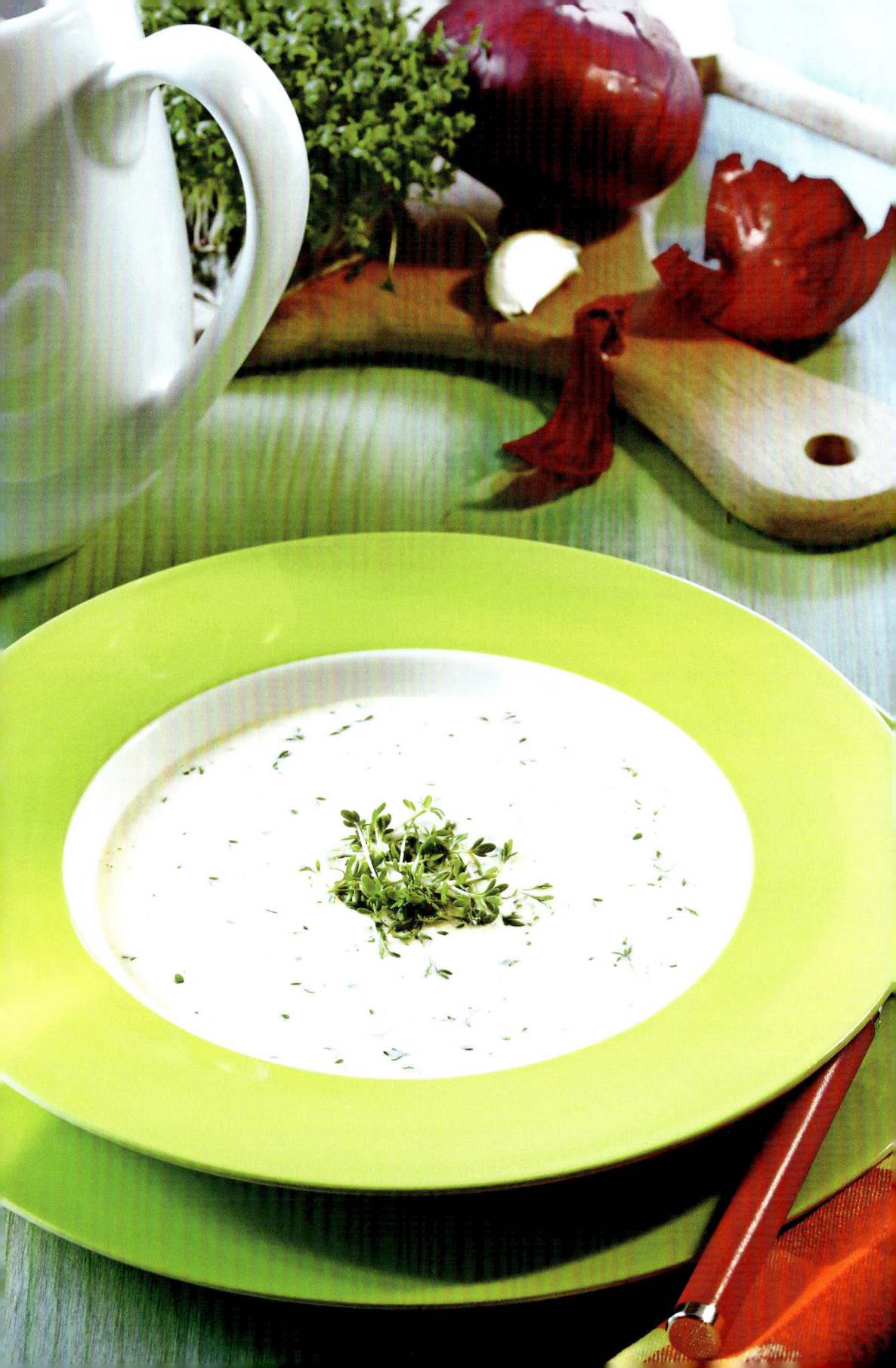

Kartoffelsuppe mit Lachs

Geht schnell, schmeckt nach mehr

Zutaten für 2 Portionen

2 eigroße Kartoffeln
1 kleines Stück Lauch (ca. 60 g)
1 kleine Zwiebel
1 TL Rapsöl
½ l Gemüsebrühe
Salz, Pfeffer, Muskatnuss
Einige Spritzer Zitronensaft
2 EL Frischkäse, fettreduziert
½ Päckchen Kresse
2 Scheiben geräucherter Lachs

Zubereitungszeit
ca. 15 Minuten

Garzeit
ca. 25 Minuten

Nährwerte pro Portion
234 Kilokalorien/980 Kilojoule
15 g Eiweiß
11 g Fett
18 g Kohlenhydrate
4 g Ballaststoffe
129 mg Calcium
25 mg Vitamin C
0,5 g Omega-3-Fettsäuren

Zubereitung

1| Kartoffeln waschen, schälen und grob würfeln. Lauch putzen, halbieren und unter fließendem, kaltem Wasser gründlich waschen und in schmale Ringe schneiden. Zwiebel schälen und würfeln.

2| Öl erhitzen und die vorbereiteten Gemüsewürfel darin andünsten. Mit der Gemüsebrühe ablöschen und aufkochen lassen. Suppe ca. 15 bis 20 Minuten köcheln lassen, mit den Gewürzen und dem Zitronensaft abschmecken und den Frischkäse zugeben. Unter Rühren schmelzen lassen und mit einem Schneidestab die Suppe cremig pürieren.

3| Kresse waschen, Lachs in schmale Streifen schneiden und zusammen mit der Kresse auf der Suppe garnieren.

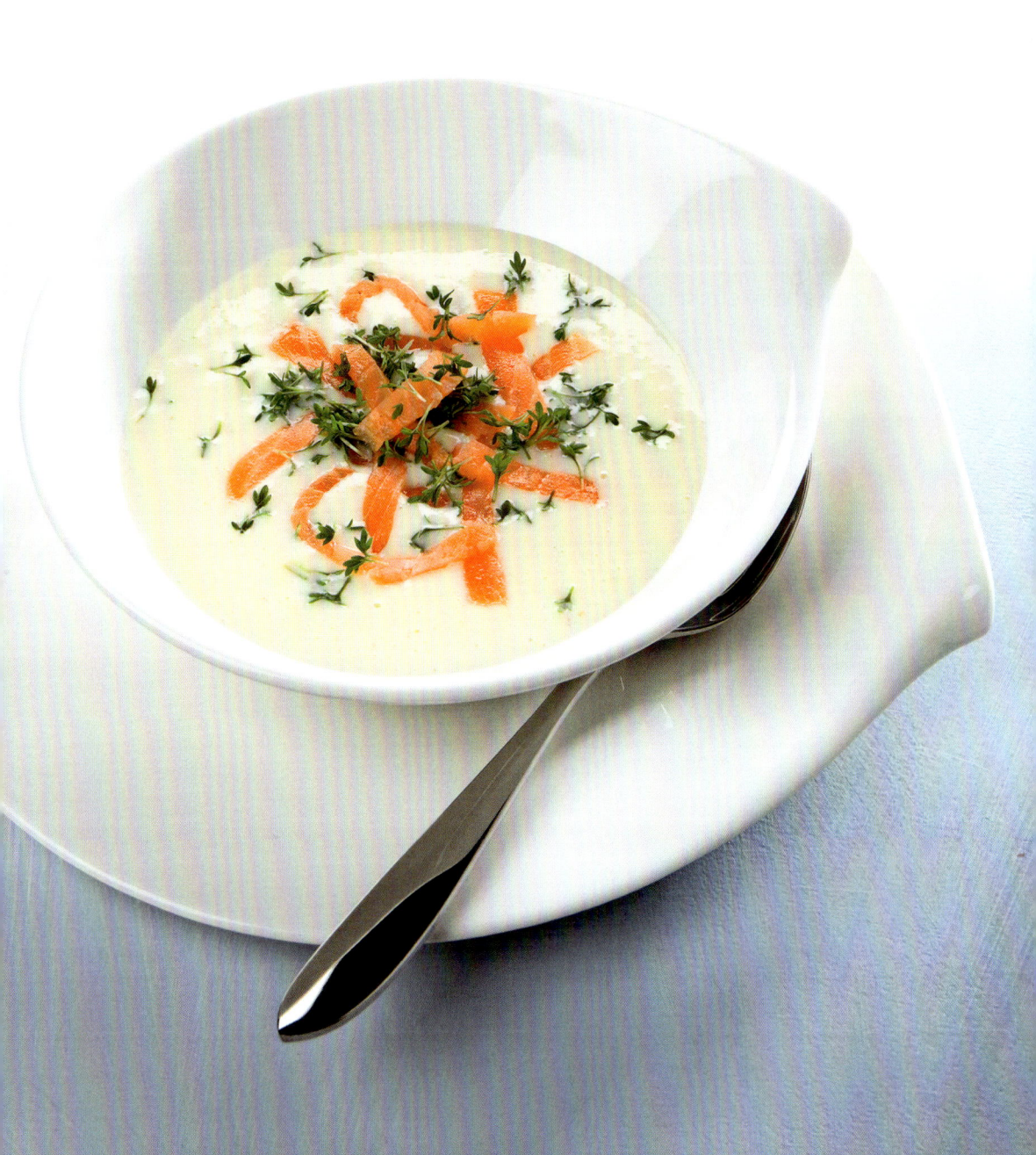

Hokkaido-Cremesuppe

Herbstlicher Suppengenuss mit Kürbis

Zutaten für 2 Portionen

1 Stück Hokkaidokürbis (ca. 400 g)
1 Karotte
1 eigroße Kartoffel
1 Zwiebel
1 Knoblauchzehe
1 EL Rapsöl
500 ml Gemüsebrühe
Salz, Pfeffer, Curry, Cayennepfeffer
1 EL gehackte Petersilie
1 EL Kürbiskerne

Zubereitungszeit
ca. 10 Minuten

Garzeit
ca. 25 Minuten

Nährwerte pro Portion
270 Kilokalorien/1130 Kilojoule
11 g Eiweiß
14 g Fett
24 g Kohlenhydrate
7 g Ballaststoffe
165 mg Calcium
38 mg Vitamin C

Zubereitung

1| Gemüse putzen, waschen (Karotte, Kartoffel, Zwiebel und Knoblauchzehe schälen) und alles in grobe Würfel schneiden.

2| Öl erhitzen und alle Gemüsewürfel darin andünsten. Brühe aufgießen und Suppe ca. 20 Minuten bei mittlerer Hitze köcheln lassen.

3| Suppe mit den Gewürzen und Petersilie würzen. Suppe mit einem Mixstab fein pürieren.

4| Kürbiskerne in einer beschichteten Pfanne ohne Fettzugabe anrösten, bis sie aromatisch zu duften beginnen. Suppe mit Kürbiskernen bestreut servieren.

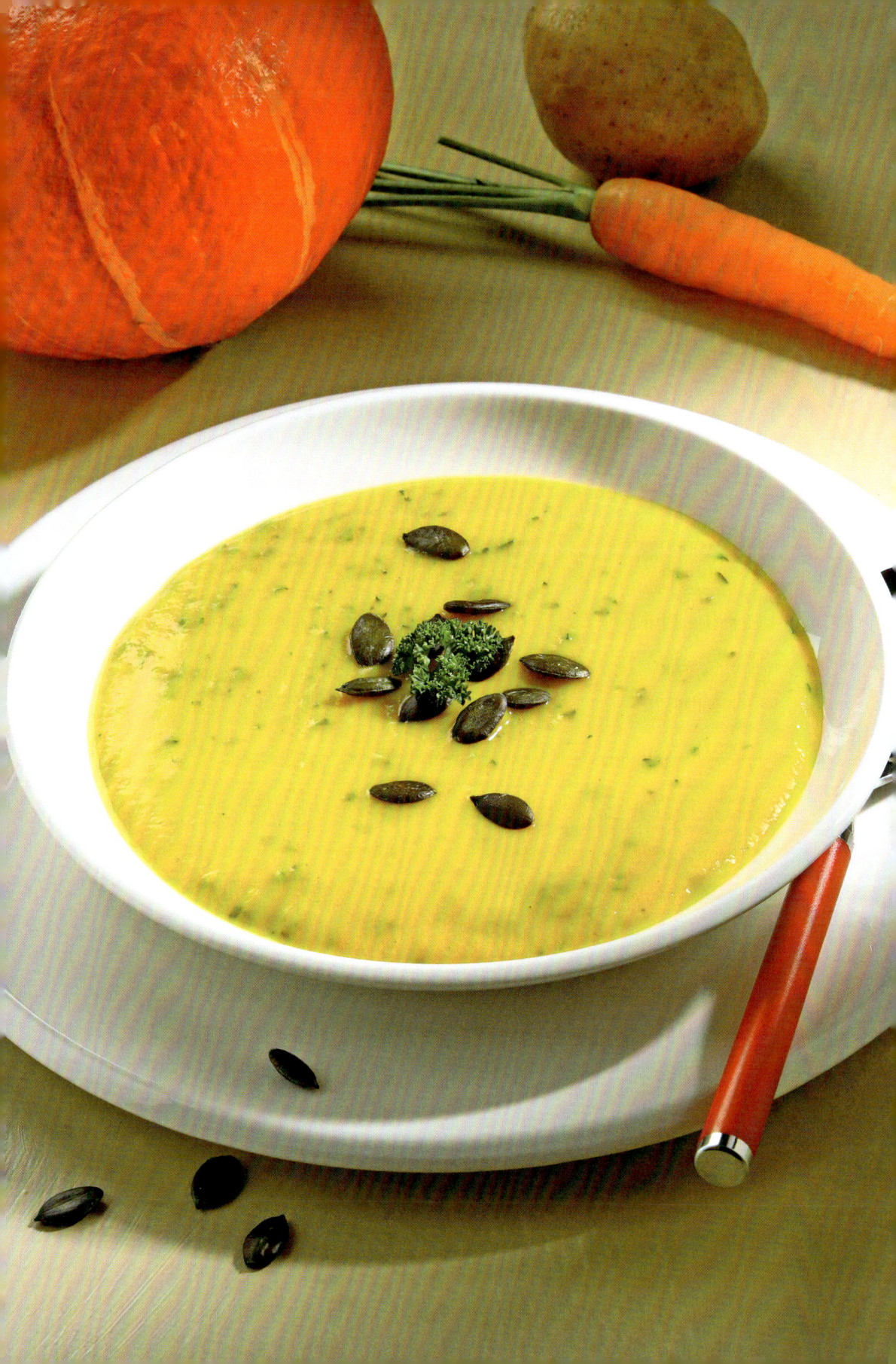

Selleriesuppe Norderney

Für Krabbenfans ein Gedicht

Zutaten für 2 Portionen

½ kleine Sellerieknolle (ca. 300 g)
1 Kartoffel
1 kleine Zwiebel
1 EL Rapsöl
300 ml Gemüsebrühe
200 ml Fischfond
100 g Nordseekrabben, gekocht und geschält
2 EL Zitronensaft
4 Zweige Dill
Salz, Pfeffer
1 EL saure Sahne

Zubereitungszeit
ca. 25 Minuten
Garzeit
ca. 25 Minuten

Nährwerte pro Portion
244 Kilokalorien/1022 Kilojoule
17 g Eiweiß
13 g Fett
14 g Kohlenhydrate
8 g Ballaststoffe
219 mg Calcium
32 mg Vitamin C
5 mg Vitamin E

Zubereitung

1| Sellerie und Kartoffel waschen, schälen und in ca. 2 bis 3 cm große Würfel schneiden. Zwiebel schälen und ebenfalls grob würfeln. Öl erhitzen und die Zwiebel darin glasig andünsten, Sellerie- und Kartoffelwürfel zugeben und kurz mitdünsten, mit der Gemüsebrühe und dem Fischfond ablöschen und aufkochen lassen. Suppe ca. 20 Minuten auf mittlerer Hitze köcheln lassen.
2| Krabben mit dem Zitronensaft vermengen, Dill waschen, Dillspitzen abzupfen und grob hacken und unter die Krabben mischen.
3| Suppe mit Salz und Pfeffer abschmecken und mit einem Pürierstab fein mixen.
4| Die Suppe in zwei Suppenteller verteilen und mit den Krabben und je einem Klecks saurer Sahne garniert servieren.

Scharfe Karottensuppe

Exotisch durch Ingwer und Kokosmilch

Zutaten für 2 Portionen

2 Schalotten
1 Stück Ingwer (ca. 20 g)
2 mittlere Karotten (ca. 200 g)
1 Stück Knollensellerie (ca. 150 g)
1 EL Sojaöl
1 TL Sesamöl
500 ml Gemüsebrühe
100 ml Kokosmilch
Salz, Pfeffer, Cayennepfeffer
Zitronengras, Koriander, Zimt

Zubereitungszeit
ca. 15 Minuten
Garzeit
ca. 20 Minuten

Nährwerte pro Portion
190 Kilokalorien/793 Kilojoule
7 g Eiweiß
12 g Fett
13 g Kohlenhydrate
8 g Ballaststoffe
171 mg Calcium
22 mg Vitamin C

Zubereitung

1| Schalotten und Ingwer schälen und fein würfeln. Karotten und Sellerie waschen, putzen, schälen und in grobe Würfel schneiden.

2| Beide Öle erhitzen und die Zwiebel- und Ingwerwürfel darin andünsten, Karotten- und Selleriewürfel zugeben und einige Minuten mitdünsten. Mit Gemüsebrühe und Kokosmilch ablöschen, aufkochen lassen und ca. 10 bis 15 Minuten köcheln lassen. Suppe mit den Gewürzen abschmecken, mit einem Pürierstab fein mixen und ggf. nochmals abschmecken.

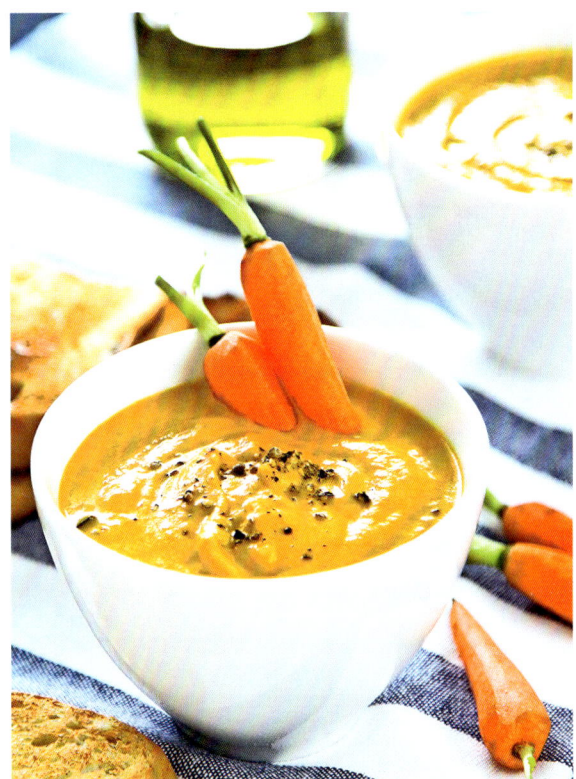

Paprikasuppe mit Basilikumnocken

Ein kleiner Gruß aus dem Süden, gelingt leicht

Zutaten für 2 Portionen

2 rote Paprikaschoten
1 Handvoll getr. Tomaten
4 Schalotten
2 Knoblauchzehen
1 EL Olivenöl
500 ml Gemüsefond
Salz, Pfeffer, Cayennepfeffer
1 Handvoll Basilikumblätter
2 EL Frischkäse, fettreduziert

Zubereitungszeit
ca. 15 Minuten
Garzeit
ca. 15 Minuten

Nährwerte pro Portion
201 Kilokalorien/839 Kilojoule
9 g Eiweiß
14 g Fett
10 g Kohlenhydrate
2 g Ballaststoffe
116 mg Calcium
42 mg Vitamin C

Zubereitung

1| Paprika waschen, trocknen, halbieren, Stiel, Samen- und Samenwände herausschneiden und die Paprikaschoten grob würfeln. Getrocknete Tomaten grob hacken. Schalotten und Knoblauch schälen und fein würfeln.

2| Öl erhitzen und die Schalotten- und Knoblauchwürfelchen darin glasig anschwitzen, Paprikastücke und getrocknete Tomaten zugeben und einige Minuten mitdünsten lassen.

3| Mit dem Gemüsefond ablöschen und mit den Gewürzen abschmecken, Suppe aufkochen lassen und ca. 5 bis 10 Minuten köcheln lassen.

4| Basilikum waschen, Blätter in schmale Streifen schneiden, den Frischkäse mit zwei Teelöffeln zu kleinen Nocken abstechen und in den Basilikumblättern wenden.

5| Suppe pürieren, ggf. nochmals abschmecken und mit den Basilikumnocken servieren.

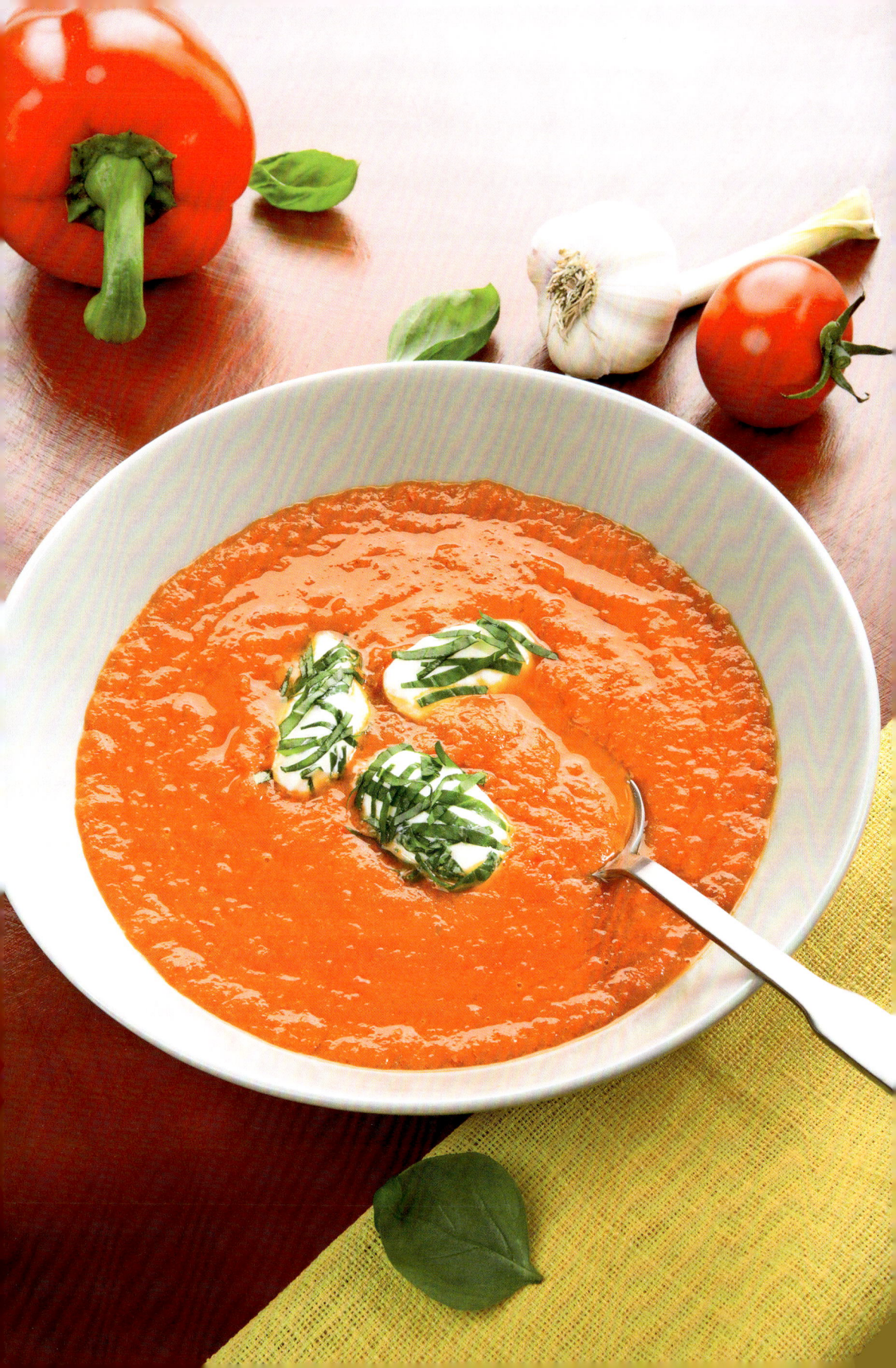

Mairübchen-Cremesuppe mit Schnittlauchcreme

Saisonale Besonderheit

Zutaten für 2 Portionen

1 Kartoffel
3 kleine Mairübchen (Navets)
4 Schalotten
1 Knoblauchzehe
1 EL Rapsöl
500 ml Gemüsebrühe
Salz, Pfeffer, Muskatnuss
½ Bund Schnittlauch
1 EL saure Sahne

Zubereitungszeit
ca. 15 Minuten
Garzeit
ca. 25 Minuten

Nährwerte pro Portion
194 Kilokalorien/810 Kilojoule
7 g Eiweiß
10 g Fett
19 g Kohlenhydrate
9 g Ballaststoffe
160 mg Calcium
28 mg Vitamin C

Zubereitung

1| Kartoffel und Mairüben waschen, schälen und grob würfeln. Schalotten und Knoblauch schälen und ebenfalls grob würfeln.

2| Öl erhitzen und die Schalotten- und Knoblauchwürfel darin glasig andünsten. Kartoffel- und Mairübenwürfel zugeben und einige Minuten mitdünsten. Mit der Gemüsebrühe ablöschen, den Gewürzen abschmecken und die Suppe aufkochen lassen. Suppe ca. 20 Minuten köcheln lassen und am Ende der Garzeit mit einem Pürierstab cremig pürieren. Suppe ggf. nochmals abschmecken.

3| Schnittlauch waschen, evtl. verlesen, Schnittlauch in schmale Röllchen schneiden. Den Schmand glatt rühren und die Schnittlauchröllchen unterrühren.

4| Suppe in zwei Suppenteller geben und mit je einem Klecks Schnittlauch-Schmand garniert servieren.

Kücheninfo
Mairübchen, auch Navet genannt, ist eine Gemüsepflanze mit essbarer Wurzel. Mairübchen tragen ihren Namen, weil sie im Frühjahr gesät und im Mai geerntet werden können.

Tomatensuppe aus dem Backofen mit Knoblauchcroûtons

Gut vorzubereiten, gut für Gäste

Zutaten für 2 Portionen

800 g gemischte, reife Tomaten (z. B. Ochsenherztomaten, Fleischtomaten, Eiertomaten)
1 große Knoblauchzehe
1 Zweig Rosmarin
1 Zweig Zitronenthymian
1 Zweig Oregano
1 EL Olivenöl
1 geh. TL brauner Zucker
Salz, Pfeffer
1 Scheibe Vollkorntoastbrot
1 Knoblauchzehe
1 TL Olivenöl

Zubereitungszeit
ca. 15 Minuten
Garzeit
ca. 1 Stunde 35 Minuten

Nährwerte pro Portion
217 Kilokalorien/905 Kilojoule
5 g Eiweiß
12 g Fett
21 g Kohlenhydrate
4 g Ballaststoffe
62 mg Calcium
94 mg Vitamin C
5 mg Vitamin E

Zubereitung

1| Backofen auf 220 °C (Ober- und Unterhitze) vorheizen.

2| Tomaten waschen, halbieren, Strunk herausschneiden und Tomaten grob würfeln. Knoblauchzehe schälen und mit einem Messerrücken andrücken. Kräuter waschen, trocknen und zusammen mit den Tomaten und der Knoblauchzehe in eine feuerfeste Auflaufform geben. Mit Öl, Zucker, Salz und Pfeffer würzen und im heißen Ofen ca. 1,5 Stunden köcheln lassen.

3| Toastbrot in Würfel schneiden, Knoblauchzehe schälen und fein würfeln. Öl in einer beschichteten Pfanne erhitzen und die Knoblauchwürfel darin glasig andünsten. Toastwürfel zugeben und zu knusprigen Croûtons braten. Herausnehmen und zur Seite stellen.

4| Die Tomaten am Ende der Garzeit durch ein Sieb streichen, Kräuterstiele entfernen und mit 150 ml Wasser auffüllen, Suppe mit Salz und Pfeffer abschmecken und mit den Knoblauchcroûtons servieren.

Küchentipp
Achten Sie auf reife, unbeschädigte und aromatische Tomaten, so entfaltet die Suppe ihr köstliches Aroma.

Indischer Eintopf

Leichte Schärfe durch frischen Ingwer

Zutaten für 2 Portionen

300 g Romanesco (Kreuzung von Brokkoli und Blumenkohl)
1 eigroße Kartoffel
1 Stück Ingwer (ca. 20 g)
1 Knoblauchzehe
4 Schalotten
1 EL Sojaöl
100 g rote Linsen
½ TL Kurkuma
½ l Gemüsebrühe
2 EL Kokosmilch
Salz, Pfeffer, Cayennepfeffer, Zucker
2 Tomaten
1 kleines Glas Orangensaft (100 ml)

Zubereitungszeit
ca. 15 Minuten
Garzeit
ca. 20 Minuten

Nährwerte pro Portion
299 Kilokalorien/1249 Kilojoule
14 g Eiweiß
15 g Fett
27 g Kohlenhydrate
9 g Ballaststoffe
231 mg Calcium
155 mg Vitamin C

Zubereitung

1| Romanesco putzen, waschen und in mundgerechte Röschen zerteilen. Kartoffel waschen, schälen und in ca. 2 cm große Würfel schneiden. Ingwer, Knoblauch und Schalotten schälen und fein würfeln.

2| Öl erhitzen und die Ingwer-, Knoblauch- und Schalottenwürfel glasig andünsten. Vorbereitetes Gemüse, Linsen und das Kurkumagewürz zugeben und einige Minuten mitdünsten. Mit der Brühe und der Kokosmilch ablöschen und den Eintopf aufkochen lassen, mit den Gewürzen pikant würzen und ca. 5 Minuten bei mittlerer Hitze köcheln lassen.

3| Tomaten waschen und auf einer Küchenreibe reiben, bis die Haut übrig bleibt. Geriebene Tomaten und Orangensaft zum Eintopf geben und weitere 10 Minuten köcheln lassen. Eintopf ggf. nochmals abschmecken.

Küchentipp
Falls Sie keinen Romanesco bekommen können, schmeckt die Suppe auch mit 150 g Brokkoli und 150 g Blumenkohl.

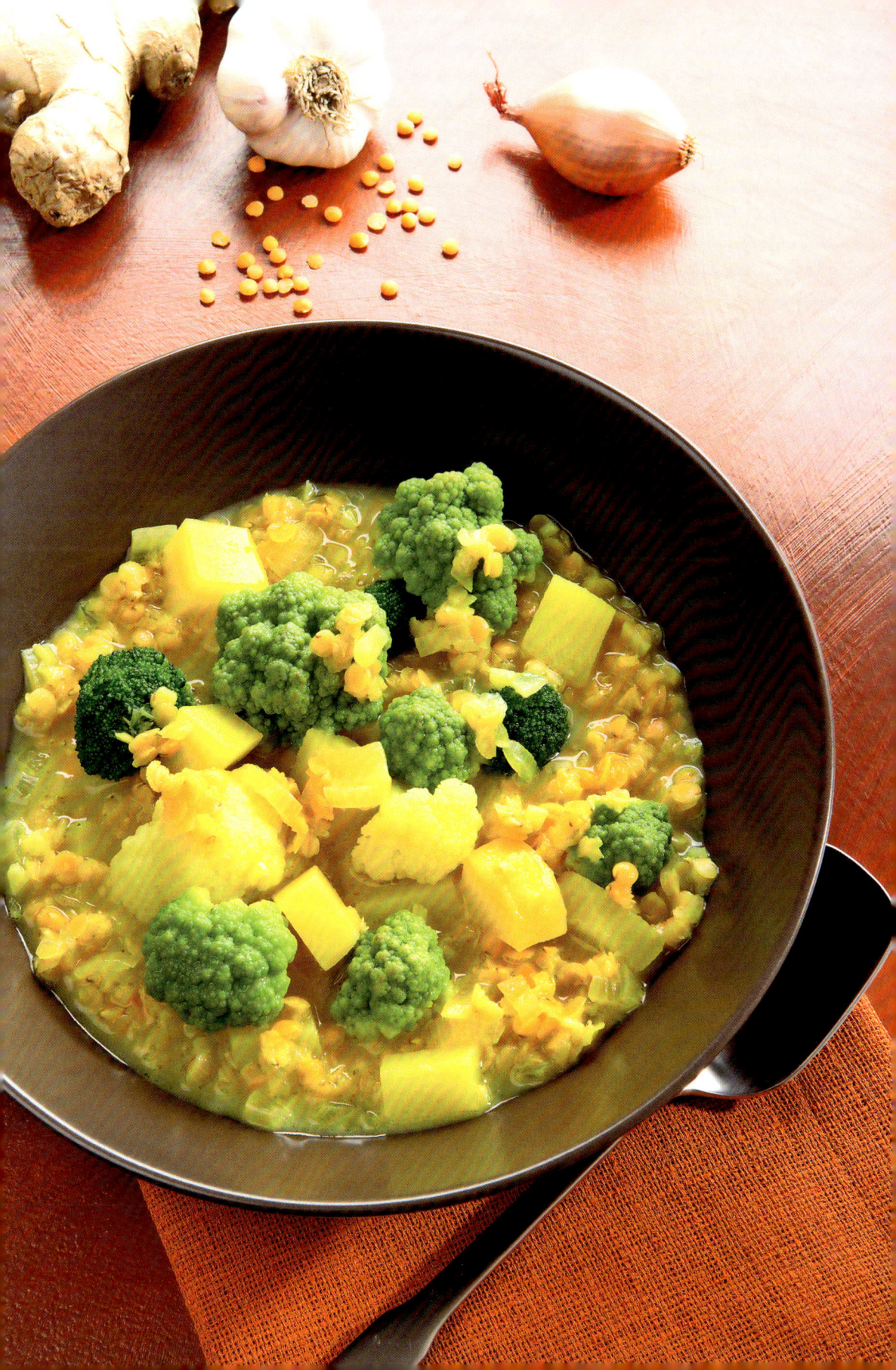

Herbstliche Minestrone

Ein Suppentopf voll herrlicher Aromen

Zutaten für 2 Portionen

1 Stück Lauch (ca. 60 g)
1 kleine Karotte
2 Stangen Staudensellerie
1 Zwiebel
2 Knoblauchzehen
2 Zweige Petersilie
300 g gemischte Pilze
2 Zweige Zitronenthymian
1 kleiner Zweig Rosmarin
1 EL Olivenöl
1 kleines Lorbeerblatt
500 ml Pilzfond
Salz, Pfeffer, Cayennepfeffer, Zitronensaft
1 Stück Parmesan (ca. 20 g)

Zubereitungszeit
ca. 15 Minuten
Garzeit
ca. 20 Minuten

Nährwerte pro Portion
215 Kilokalorien/900 Kilojoule
13 g Eiweiß
14 g Fett
10 g Kohlenhydrate
16 g Ballaststoffe
299 mg Calcium
34 mg Vitamin C

Zubereitung

1| Gemüse waschen, putzen und in ca. 2 cm kleine Würfel bzw. Staudensellerie in 2 cm breite Scheiben schneiden. Zwiebel und Knoblauch schälen und fein würfeln. Petersilie waschen, Blättchen abzupfen und fein hacken. Pilze vorsichtig mit einem Küchenkrepp von evtl. Schmutz befreien, Stiel etwas abschneiden und die Pilze in mundgerechte Stücke schneiden. Kräuter waschen, Blättchen bzw. Nadeln abzupfen und fein wiegen.

2| Öl erhitzen und die Zwiebel- und Knoblauchwürfel darin glasig andünsten, vorbereitetes Gemüse und die Pilze zugeben und 5 bis 7 Minuten auf mittlerer Hitze mitdünsten. Mit den Gewürzen und den vorbereiteten Kräutern würzen, mit Pilzfond ablöschen und die Suppe ca. 10 Minuten kochen lassen.

3| Suppe nochmals abschmecken und mit geriebenem Parmesan servieren.

Gemüseeintopf

Saisonales Gemüse macht den Eintopf besonders lecker und preisgünstig

Zutaten für 2 Portionen

2 eigroße Kartoffeln
½ kleines Bund grüner Spargel (ca. 120 g)
2 junge, kleine Karotten
1 Knoblauchzehe
2 Frühlingszwiebeln
1 EL Rapsöl oder Bärlauchöl
500 ml Gemüsebrühe
Salz, Pfeffer, Muskatnuss
2 Zweige Thymian
1 Handvoll Bärlauchblätter

Zubereitungszeit
ca. 15 Minuten
Garzeit
ca. 25 Minuten

Nährwerte pro Portion
191 Kilokalorien/798 Kilojoule
8 g Eiweiß
9 g Fett
19 g Kohlenhydrate
6 g Ballaststoffe
121 mg Calcium
32 mg Vitamin C

Zubereitung

1| Kartoffeln waschen, schälen und in ca. 2 cm große Würfel schneiden. Spargel waschen, das untere Drittel schälen und in ca. 3 cm lange Stücke schneiden. Karotten waschen, schälen, putzen und in ebenfalls 2 cm große Würfel schneiden. Knoblauchzehe schälen und fein würfeln. Frühlingszwiebeln waschen, putzen und in schmale Ringe schneiden.

2| Öl erhitzen, die Knoblauchwürfel, Zwiebelringe und Kartoffel- und Karottenwürfel darin anbraten. Mit der Gemüsebrühe ablöschen, aufkochen lassen und ca. 10 Minuten köcheln lassen, nun die Spargelstücke zugeben und weitere 5 bis 8 Minuten köcheln lassen. Den Eintopf mit den Gewürzen abschmecken. Die Kräuter waschen, Thymianblättchen abzupfen und Bärlauch in schmale Streifen schneiden, zum Eintopf geben und ggf. nochmals abschmecken.

Küchentipp
Bärlauchöl lässt sich ganz leicht selbst herstellen: Waschen Sie einige frische Bärlauchblätter, trocknen diese gut ab und geben Sie sie in eine dunkle Flasche mit dem Öl Ihrer Wahl, z. B. Oliven- oder Rapsöl. Lassen Sie die Blätter einige Tage im Öl ziehen und genießen Sie dann das wunderbare Bärlaucharoma.

Kartoffel-Brokkoli-Suppe

Ballaststoffreiche Suppe, preiswert

Zutaten für 2 Portionen

2 eigroße Kartoffeln
300 g Brokkoli
1 kleine Zwiebel
1 EL Rapsöl
400 ml Gemüsefond (Glas)
1 kleines Glas Milch,
   1,5 % Fett (100 ml)
Salz, Pfeffer, Muskatnuss

Zubereitungszeit
ca. 15 Minuten
Garzeit
ca. 30 Minuten

Nährwerte pro Portion
224 Kilokalorien/936 Kilojoule
12 g Eiweiß
10 g Fett
21 g Kohlenhydrate
8 g Ballaststoffe
292 mg Calcium
110 mg Vitamin C

Zubereitung

1| Kartoffeln waschen, schälen und grob würfeln. Brokkoli putzen, waschen und in grobe Stücke schneiden. Einige Brokkoli-Röschen zur Seite stellen. Zwiebel schälen und ebenfalls grob würfeln.

2| Öl erhitzen und die Zwiebelwürfel darin glasig andünsten, Gemüsewürfel zugeben und 1 bis 2 Minuten mitdünsten. Mit dem Gemüsefond ablöschen und die Suppe aufkochen lassen. Ca. 20 Minuten bei mittlerer Hitze köcheln lassen.

3| Die Suppe mit einem Schneidestab fein pürieren und mit den Gewürzen pikant abschmecken, restliche Brokkoli-Röschen in der Suppe 5 Minuten köcheln lassen, am Ende der Garzeit die Milch einrühren und ggf. nochmals abschmecken.

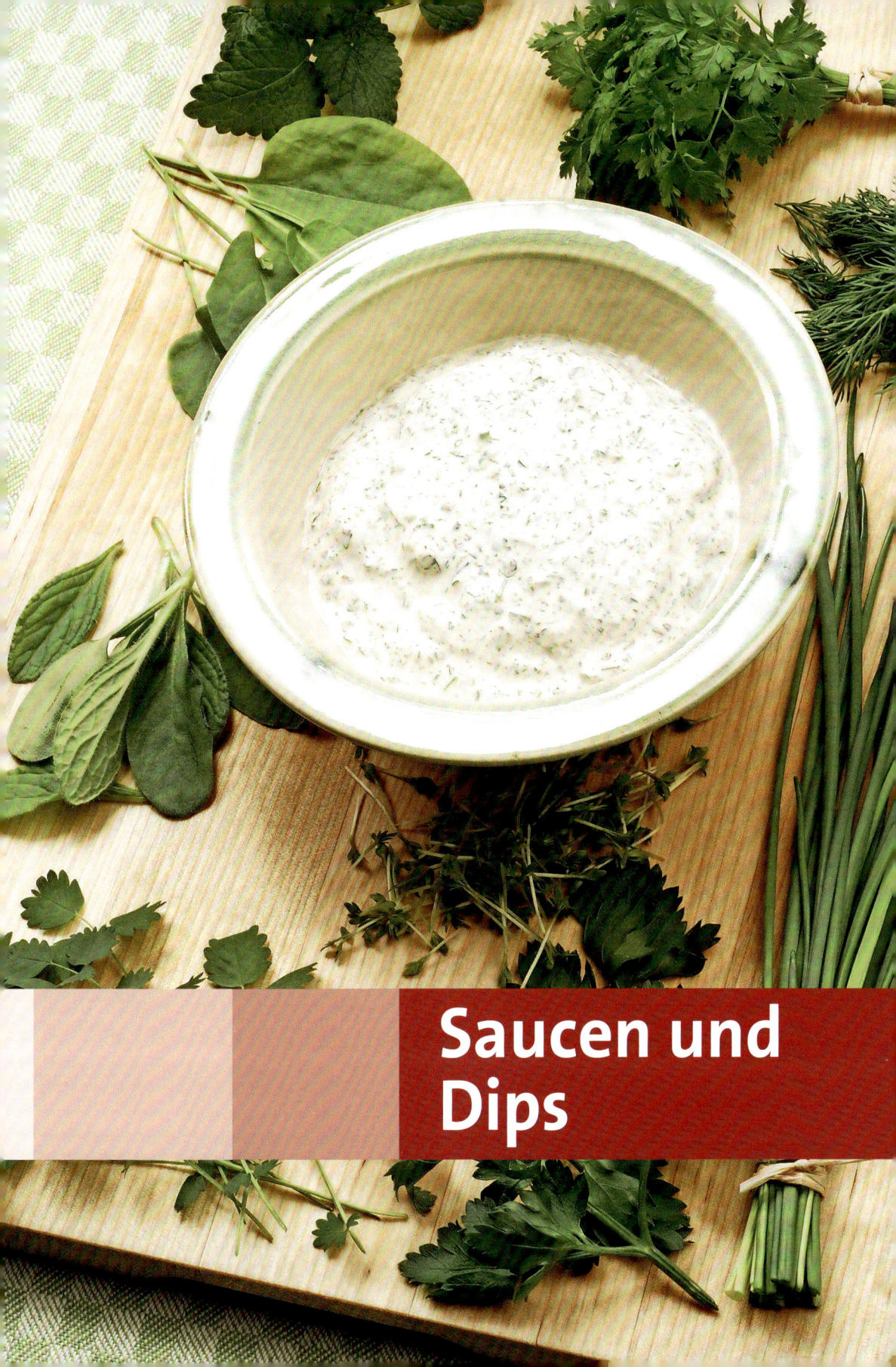

Saucen und Dips

Kürbispesto

Preisgünstig durch Kürbiskerne

Zutaten für 2 Portionen

4 Frühlingszwiebeln
2 EL Kürbiskerne
2 EL Olivenöl
1 TL Kürbiskernöl
1 Stück Parmesan (20 g)
Salz, Pfeffer

Zubereitungszeit
ca. 10 Minuten

Nährwerte pro Portion
294 Kilokalorien/1229 Kilojoule
8 g Eiweiß
28 g Fett
4 g Kohlenhydrate
2 g Ballaststoffe
134 mg Calcium

Zubereitung

1| Zwiebeln waschen, putzen und in sehr feine Ringe schneiden. Kürbiskerne in einer Küchenmaschine zusammen mit den Frühlingszwiebeln fein mixen und die beiden Öle in die Masse rühren.

2| Parmesan auf einer Küchenreibe fein hobeln und unter die Masse mengen; mit den Gewürzen abschmecken.

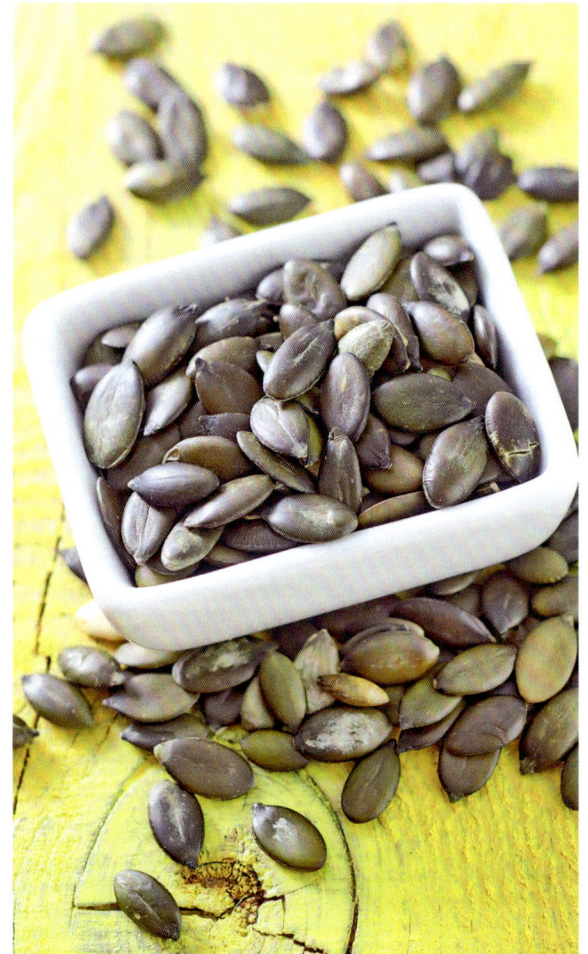

Spanische rote Mojo-Sauce

Urlaub für Zuhause

Zutaten für 2 Portionen

1 getr., rote Chilischote
1 Knoblauchzehe
1 TL Paprikapulver edelsüß
¼ TL gemahlener Kreuzkümmel
¼ TL Meersalz
2 EL Rotweinessig
2 EL Olivenöl

Zubereitungszeit
ca. 10 Minuten

Nährwerte pro Portion
137 Kilokalorien/573 Kilojoule
0 g Eiweiß
15 g Fett
1 g Kohlenhydrate
0 g Ballaststoffe
3 mg Calcium

Zubereitung

1| Stiel und Kerne der Chilischote entfernen und Schote klein schneiden.
2| Knoblauchzehe schälen und grob zerteilen. Zusammen mit den Gewürzen und dem Essig in einem Mixer fein pürieren, nach und nach das Öl zufügen und alles gut vermengen.

Küchentipps
Nach Verarbeitung der Chilischote nicht in die Augen fassen und unbedingt gründlich die Hände waschen – Chili reizt die Schleimhäute.
Diese pikante Sauce lässt sich prima vorbereiten, sie hält sich in einem gut verschlossenen Glas bis zu 2 Monate.

Ketchup selbst gemacht

Einfach und schnell gezaubert

Zutaten für 1 Glas
(500 ml Fassungsvermögen)
mit Schraubverschluss

4 Schalotten
1 Knoblauchzehe
1 EL Olivenöl
1 geh. EL brauner Zucker
1 EL Tomatenmark
1 EL Balsamicoessig
1 EL Himbeeressig
1 Dose Tomaten (ca. 400 ml)
Salz, Pfeffer, Cayennepfeffer, Piment
½ Bund Basilikum
1 TL schwarze Pfefferkörner
1 TL Szechuan-Pfefferkörner
2 EL Stärke

Zubereitungszeit
ca. 20 Minuten
Garzeit
ca. 50 Minuten

Nährwerte pro Portion
17 Kilokalorien/70 Kilojoule
0 g Eiweiß
1 g Fett
3 g Kohlenhydrate
0 g Ballaststoffe
4 mg Calcium

Zubereitung

1| Schalotten und Knoblauch schälen und grob würfeln. Öl erhitzen und die Zwiebel- und Knoblauchwürfel darin glasig andünsten. Zucker zugeben und karamellisieren lassen. Tomatenmark zugeben und ca. 2 Minuten mitbraten. Mit dem Essig und den Tomaten ablöschen und aufkochen lassen.

2| Basilikum waschen, trocknen und in schmale Streifen schneiden. Die Tomatenmasse 40 Minuten köcheln lassen, nun das Basilikum und die Gewürze (bis auf den Pfeffer) zugeben und noch einige Minuten köcheln lassen.

3| Pfefferkörner in einer beschichteten Pfanne anrösten, herausnehmen, kurz abkühlen lassen und in einem Mörser fein zerstoßen.

4| Die Tomatenmasse durch ein Sieb in einen Topf streichen, Stärke in einen Schüttelbecher geben, kaltes Wasser zugeben und durch kräftiges Schütteln vermischen. Tomatenketchup aufkochen lassen, Stärke unter Rühren zugießen und 1 Minute kochen lassen. Den zerstoßenen Pfeffer hinzugeben und den Ketchup in das heiß ausgespülte Glas füllen, Deckel aufschrauben und abkühlen lassen. Gekühlt hält sich der Ketchup bis zu einem Monat.

Griechischer Dip

Calciumreicher Aufstrich mit Aubergine

Zutaten für 2 Portionen

1 kleine Aubergine (ca. 200 g)
1 Knoblauchzehe
100 g Schafskäse, fettreduziert
1 TL Zitronensaft
1 EL Olivenöl
Paprikapulver edelsüß, Pfeffer
Oregano

Zubereitungszeit
ca. 10 Minuten
Garzeit
ca. 30 Minuten

Nährwerte pro Portion
179 Kilokalorien/748 Kilojoule
10 g Eiweiß
13 g Fett
3 g Kohlenhydrate
3 g Ballaststoffe
237 mg Calcium

Zubereitung

1| Den Backofen auf 220 °C (Ober- und Unterhitze) vorheizen.
2| Aubergine waschen, der Länge nach halbieren und die Schnittfläche mit etwas Olivenöl bepinseln. Die Auberginenhälften mit der Schnittfläche in eine Auflaufform legen und im heißen Ofen ca. 30 Minuten garen.
3| Das Auberginenfleisch aus der Schale lösen, die Knoblauchzehe schälen und grob hacken. Auberginenfleisch, Knoblauch und Schafskäse in einem Mixer pürieren. Creme mit restlichem Öl, Zitronensaft und Gewürzen abschmecken.

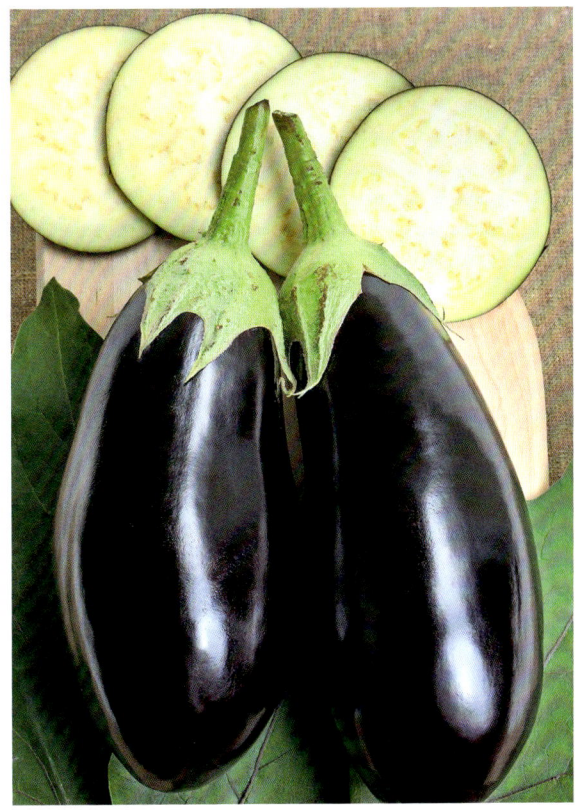

Bärlauch-Dip

Sehr aromatisch

Zutaten für 2 Portionen

1 Handvoll frische, junge Bärlauchblätter
½ Pck. Magerquark
2 EL kohlensäurehaltiges Mineralwasser
½ TL Zitronensaft
½ TL Dijonsenf
Salz, Pfeffer
1 Prise Zucker

Zubereitungszeit
5 Minuten

Nährwerte pro Portion
62 Kilokalorien/260 Kilojoule
9 g Eiweiß
1 g Fett
5 g Kohlenhydrate
0 g Ballaststoffe
101 mg Calcium

Zubereitung

1| Bärlauch waschen, ggf. verlesen, in einer Salatschleuder trocken schleudern und in schmale Streifen schneiden.
2| Quark und Mineralwasser mit einem Schneebesen glatt rühren und mit Zitronensaft, Senf und Gewürzen abschmecken. Bärlauchstreifen untermengen.

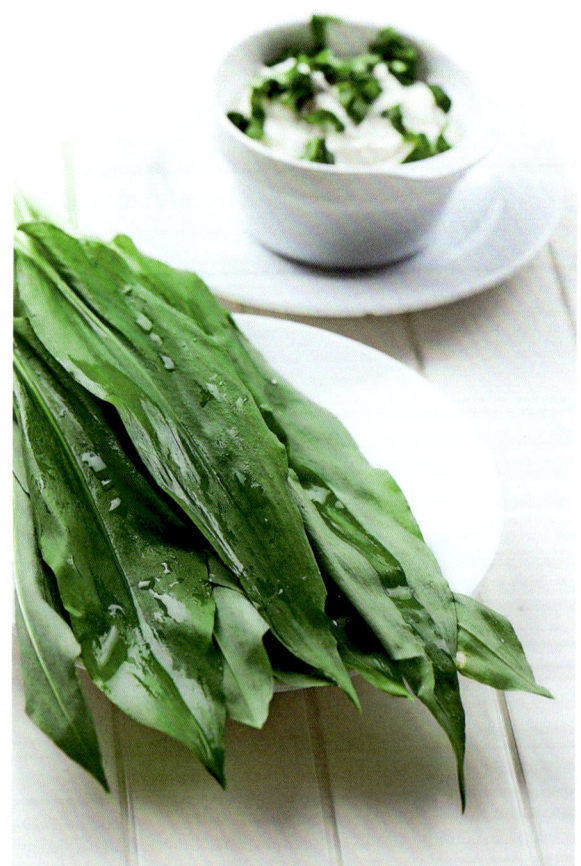

Kichererbsen-Creme

Orientalisch würzig

Zutaten für 2 Portionen

½ kleine Dose Kichererbsen (ca. 100 g)
1 Knoblauchzehe
½ Bio-Zitrone
25 ml Tahina (Paste aus fein gemahlenen Sesamkörnern)
2 TL Olivenöl
Salz, Pfeffer
Kurkuma

Zubereitungszeit
ca. 10 Minuten

Nährwerte pro Portion
356 Kilokalorien/1486 Kilojoule
13 g Eiweiß
20 g Fett
30 g Kohlenhydrate
7 g Ballaststoffe
168 mg Calcium

Zubereitung

1| Kichererbsen abgießen, abspülen und gut abtropfen lassen. Knoblauchzehe schälen und fein würfeln, Zitrone heiß waschen, etwas von der Schale auf einer Gemüsereibe abreiben und Zitrone auspressen.

2| Kichererbsen, Knoblauchwürfel, Tahina, Zitronenschale und 2 Teelöffel Zitronensaft in ein hohes Gefäß geben und mit ca. 1,5 Esslöffeln Wasser vermengen. Mit einem Pürierstab zu einer cremigen Masse pürieren und das Öl untermengen.

3| Creme mit den Gewürzen abschmecken.

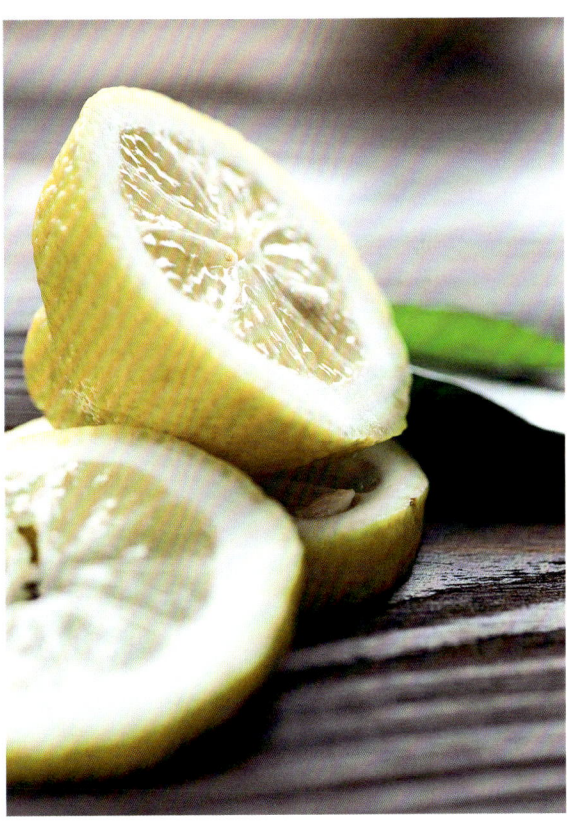

Avocado-Salsa

Feurig scharf durch rote Chili

Zutaten für 2 Portionen

2 Frühlingszwiebeln
1 kleine, rote Chilischote
½ Bio-Zitrone
1 reife Avocado
Salz, Pfeffer

Zubereitungszeit
ca. 10 Minuten

Nährwerte pro Portion
204 Kilokalorien/852 Kilojoule
2 g Eiweiß
21 g Fett
1 g Kohlenhydrate
3 g Ballaststoffe
20 mg Calcium
29 mg Vitamin C

Zubereitung

1| Frühlingszwiebeln waschen, putzen und in sehr schmale Ringe schneiden. Chilischote waschen, halbieren, Samen und Samenwände entfernen und die Chilischote fein würfeln.

2| Zitrone heiß waschen, etwas Schale fein abreiben und die Zitrone auspressen. Avocado halbieren, Stein entfernen, mit einem Löffel das Fruchtfleisch aus der Schale heben und in kleine Würfel schneiden. Den Zitronensaft über die Avocadowürfel gießen und vorsichtig mit den vorbereiteten Zutaten vermengen und mit den Gewürzen abschmecken.

Küchentipp
Bei der Verarbeitung von Chilischoten immer den Kontakt mit den Augen vermeiden, da der darin enthaltene Stoff Capsaicin die Schleimhäute reizt. Am besten ist es, Einweghandschuhe zu tragen oder sich unmittelbar nach der Verarbeitung der Chilischote sehr gründlich die Hände zu waschen.

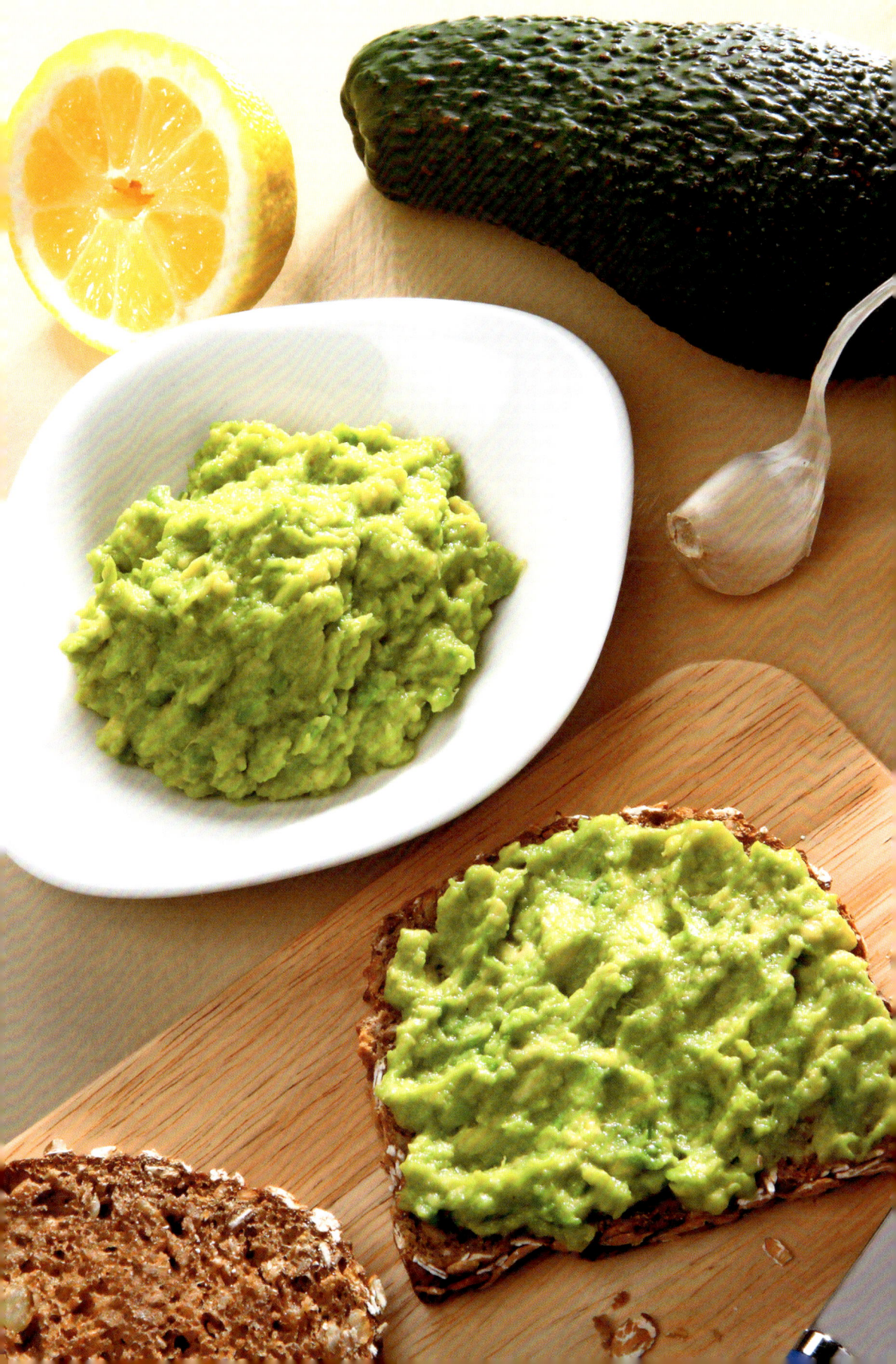

Melonen-Salsa

Lecker zu gegrilltem Fisch und Fleisch

Zutaten für 2 Portionen

1 kleines Stück Ingwer (ca. 10 g)
2 Schalotten
1 Bio-Zitrone
Salz, Pfeffer
½ TL brauner Zucker
4 Stiele Zitronenthymian
300 g Wassermelone

Zubereitungszeit
ca. 15 Minuten

Nährwerte pro Portion
68 Kilokalorien/285 Kilojoule
1 g Eiweiß
0 g Fett
14 g Kohlenhydrate
1 g Ballaststoffe
26 mg Calcium
25 mg Vitamin C

Zubereitung

1| Ingwer und Schalotten schälen und in feine Würfel schneiden. Zitrone heiß waschen und trocken tupfen. Schale abreiben und auspressen.
2| Zitronenschale, Zitronensaft, Ingwer, Salz, Pfeffer und Zucker verrühren. Kräuter waschen, Blättchen abzupfen und unter das Dressing rühren.
3| Melonenschale entfernen und das Fruchtfleisch in kleine Würfel schneiden, Kerne entfernen und mit dem Zitronendressing vermengen.

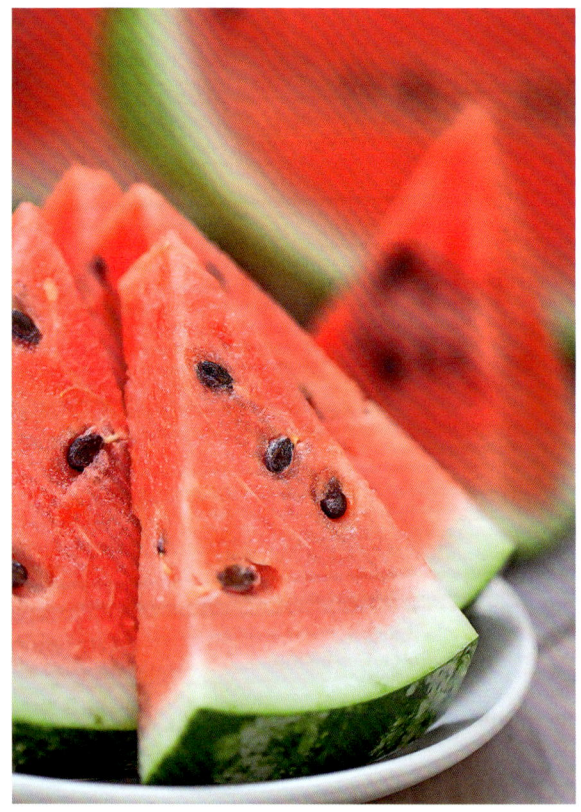

Tomaten-Salsa

Besonders lecker mit aromatischen Ochsenherztomaten

Zutaten für 2 Portionen

1 mittlere, reife Ochsenherz-tomaten (ca. 250 g)
2 Frühlingszwiebeln
2 Knoblauchzehen
1 EL Olivenöl
Salz, Pfeffer, Zucker, Balsamicoessig
3 Zweige Basilikum

Zubereitungszeit
ca. 10 Minuten
Garzeit
ca. 15 Minuten

Nährwerte pro Portion
101 Kilokalorien/423 Kilojoule
1 g Eiweiß
8 g Fett
5 g Kohlenhydrate
2 g Ballaststoffe
27 mg Calcium
31 mg Vitamin C

Zubereitung

1| Die Tomate waschen, trocknen und mit einem scharfen Messer über Kreuz einritzen. In kochendem Wasser 1 Minuten blanchieren, herausnehmen, abschrecken, schälen und das Fruchtfleisch in kleine Würfel schneiden. Frühlingszwiebeln waschen, putzen und in schmale Ringe schneiden, Knoblauch schälen und fein würfeln.

2| Öl erhitzen und die Zwiebelringe und die Knoblauchwürfel darin glasig andünsten, Tomaten zugeben und 10 Minuten mitköcheln lassen. Mit den Gewürzen und dem Essig abschmecken. Basilikum waschen, Blätter abzupfen und in schmale Streifen schneiden und unter die Salsa mischen.

Sardellen-Sauce

Lecker zu gegrilltem Gemüse

Zutaten für 2 Portionen

50 g Sardellen
75 ml Milch, 1,5 % Fett
2 Knoblauchzehen
1 EL Olivenöl
Salz, Pfeffer
1 EL Paniermehl

Zubereitungszeit
ca. 10 Minuten
Garzeit
ca. 10 Minuten

Nährwerte pro Portion
151 Kilokalorien/633 Kilojoule
7 g Eiweiß
9 g Fett
10 g Kohlenhydrate
1 g Ballaststoffe
83 mg Calcium

Zubereitung

1| Sardellen gut abtropfen lassen, in kleine Stücke schneiden und zusammen mit der Milch in einen kleinen Topf geben. Knoblauchzehen schälen und einmal quer halbieren, in den Topf geben und bei mittlerer Hitze aufkochen und ca. 10 Minuten köcheln lassen.
2| In ein hohes Gefäß geben und mit einem Pürierstab mixen, nach und nach das Öl zugeben und weiterpürieren. Die Sauce mit Salz und Pfeffer würzen und das Paniermehl unterrühren.

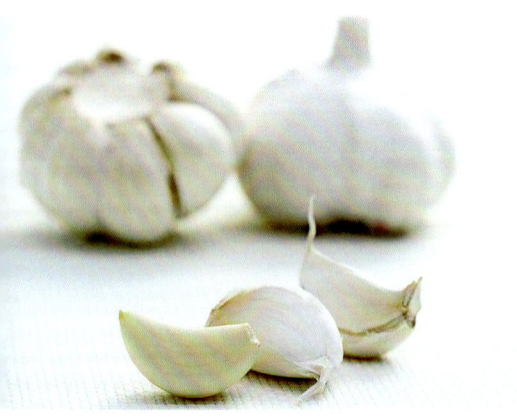

108 Saucen und Dips

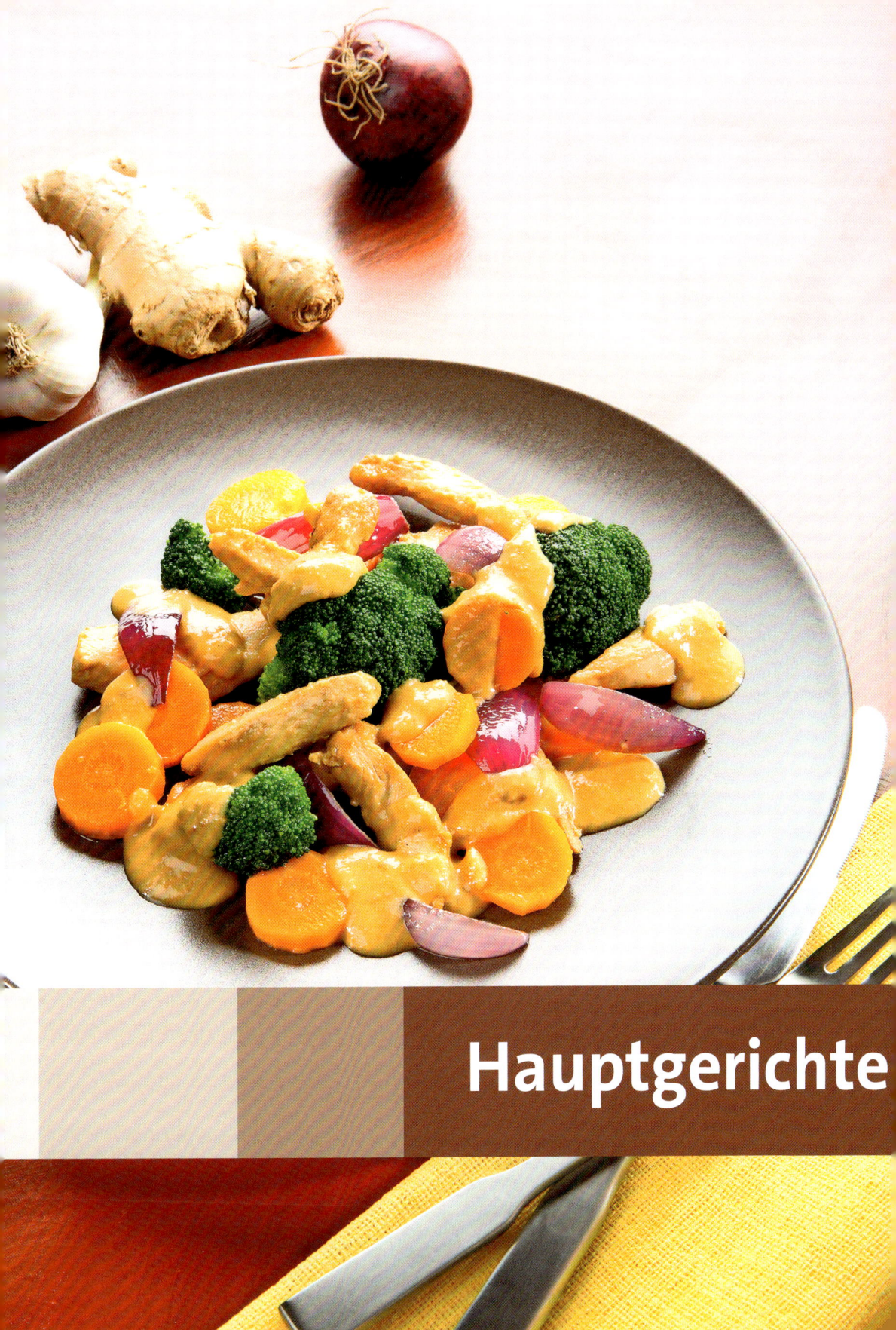

Hauptgerichte

Hauptgerichte mit Fleisch

Hackfleischpfanne Kreta

Ballaststoffreich und reich an Vitamin E

Zutaten für 2 Portionen

1 Stück Weißkohl (ca. 500 g)
6 getr. Tomaten
1 Knoblauchzehe
1 EL Olivenöl
200 g gemischtes Hackfleisch
Pfeffer, Paprikapulver edelsüß, Chiliflocken
1 Stück Schafskäse (ca. 40 g)
1 EL gemischte Kräuter, z. B. Basilikum, Oregano, Thymian

Zubereitungszeit
ca. 10 Minuten
Garzeit
10–15 Minuten

Nährwerte pro Portion
415 Kilokalorien/1736 Kilojoule
33 g Eiweiß
27 g Fett
10 g Kohlenhydrate
7 g Ballaststoffe
200 mg Calcium
102 mg Vitamin C
6 mg Vitamin E

Zubereitung

1| Weißkohl putzen und in schmale Streifen schneiden. Getrocknete Tomaten ebenfalls in schmale Streifen schneiden. Knoblauch schälen und fein würfeln.

2| Öl erhitzen und die Knoblauchwürfel darin glasig andünsten, Hackfleisch zugeben, mitbraten und mit den Gewürzen abschmecken. Sobald das Hackfleisch krümelig ist, herausnehmen und warm stellen.

3| Im Bratfett die Weißkohl- und Tomatenstreifen anbraten, mit etwas Wasser ablöschen und einige Minuten köcheln lassen. Schafskäse grob würfeln.

4| Das Hackfleisch zusammen mit dem Schafskäse in die Pfanne geben und kräftig untermengen, ggf. nochmals abschmecken und mit den Kräutern bestreut servieren.

Hackbällchen mit Zucchini und Feta

Leichte Fleischbällchen durch Gemüse und Quark

Zutaten für 2 Portionen

1 Knoblauchzehe
1 mittlere Zucchini (ca. 150 g)
200 g Rinderhack
1 Stück Schafskäse, fettreduziert (ca. 40 g)
3 geh. EL Magerquark
2 EL Paniermehl
Pfeffer, getr. Kräuter z. B. Thymian, Oregano, Majoran
2 TL Rapsöl

Zubereitungszeit
ca. 20 Minuten
Garzeit
5–8 Minuten

Nährwerte pro Portion
416 Kilokalorien/1738 Kilojoule
40 g Eiweiß
20 g Fett
18 g Kohlenhydrate
2 g Ballaststoffe
180 mg Calcium

Zubereitung

1| Knoblauch schälen und fein würfeln. Zucchini waschen, putzen und auf einer Gemüsereibe grob raffeln. In ein Küchenhandtuch geben und kräftig ausdrücken. Hackfleisch mit Knoblauch, Zucchiniraspeln, Quark und Paniermehl vermengen. Schafskäse in kleine Würfel schneiden und zusammen mit den Gewürzen und Kräutern unter die Hackfleischmasse mischen.

2| Aus der Masse kleine Bällchen formen und im heißen Öl von allen Seiten knusprig anbraten.

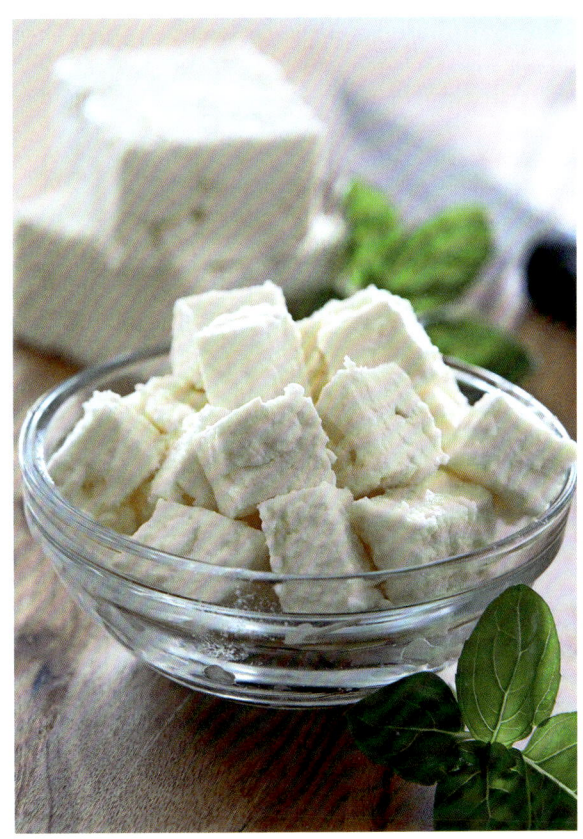

Hauptgerichte mit Fleisch

Steak vom Spieß

Ideal für die Grillsaison

Zutaten für 2 Portionen

1 Rinderhüftsteak (ca. 200 g)
2 Knoblauchzehen
1 Lorbeerblatt
1 EL Olivenöl
Salz, Pfeffer
6 Champignons
1 Zucchini (ca. 120 g)

Zubereitungszeit
ca. 15 Minuten

Marinierzeit
ca. 2 Stunden

Garzeit
8–10 Minuten

Nährwerte pro Portion
267 Kilokalorien/1114 Kilojoule
29 g Eiweiß
16 g Fett
2 g Kohlenhydrate
1 g Ballaststoffe
23 mg Calcium

Zubereitung

1| Fleisch in ca. 3 cm große Würfel schneiden. Knoblauch schälen und fein würfeln. Lorbeerblatt zerkrümeln und mit dem Knoblauch und dem Öl zu einer Marinade verrühren. Mit den Gewürzen abschmecken und die Fleischstücke damit vermischen.

2| Champignons putzen, Schmutz mit einem Küchenkrepp abreiben, Stiele etwas kürzen. Zucchini waschen, putzen und in ca. 2 cm dicke Scheiben schneiden. Das vorbereitete Gemüse zu den Fleischstücken geben und ca. 2 Stunden marinieren lassen.

3| Zwei lange Metallspieße abwechselnd mit dem Gemüse bzw. den Fleischstücken bestücken und auf einem heißen Holzkohlegrill in ca. 8 bis 10 Minuten unter häufigem Wenden grillen.

Serviertipp

Genießen Sie zu diesen leckeren Spießen vom Grill eine delikate Ofenkartoffel mit einem unserer feinen Dips (siehe Seite 97) und einem knackigen, bunten Salatteller.

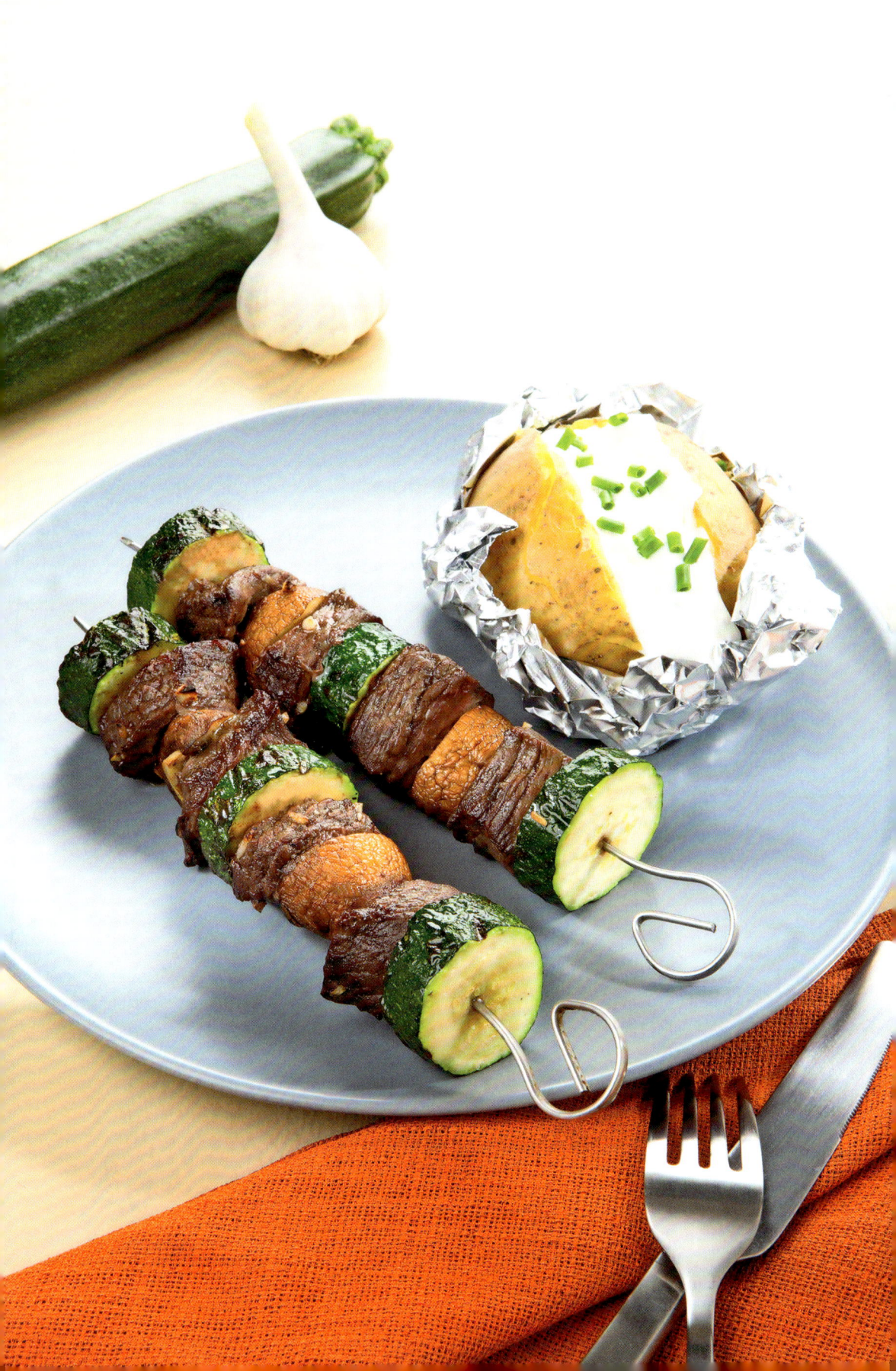

Weißkohl und Schweinefleisch aus dem Wok

Ballaststoffreich und reich an Vitamin E

Zutaten für 2 Portionen

1 Stück Weißkohl (ca. 500 g)
1 kleine Zucchini (ca. 150 g)
1 Knoblauchzehe
½ kleiner Bund Koriandergrün
1 Schweineschnitzel (ca. 200 g)
1 TL Sesamöl
2 TL Sojasauce
Salz, Pfeffer, Curry, Zimt, Kurkuma
1 EL Sojaöl
2 TL Sambal Oelek

Zubereitungszeit
ca. 15 Minuten
Marinierzeit
ca. 15 Minuten
Garzeit
ca. 8 Minuten

Nährwerte pro Portion
279 Kilokalorien/1166 Kilojoule
27 g Eiweiß
14 g Fett
12 g Kohlenhydrate
8 g Ballaststoffe
134 mg Calcium
114 mg Vitamin C
6 mg Vitamin E

Zubereitung

1| Weißkohl putzen, in feine Streifen schneiden. Zucchini waschen, putzen und ebenfalls in feine Streifen schneiden. Knoblauchzehe schälen und fein würfeln.

2| Fleisch waschen, trocknen und in schmale Streifen schneiden. Sesamöl, Knoblauchwürfelchen und die Fleischstreifen miteinander vermischen, 1 Teelöffel Sojasauce unterrühren und mit den Gewürzen würzen.

3| Die Hälfte des Sojaöls im Wok erhitzen und die Fleischstreifen darin von allen Seiten ca. 2 Minuten anbraten. Herausnehmen und warm stellen. Restliches Öl zugeben und die Kohlstreifen darin unter Rühren anbraten, etwas Wasser zugeben und einige Minuten köcheln lassen. Die Zucchinistreifen zugeben und unter weiterem Rühren mitgaren, restliche Sojasauce, Sambal Oelek und das Fleisch untermengen und ggf. nochmals abschmecken.

Küchentipp
Variieren Sie das Gemüse und nehmen Sie einfach Ihre Lieblingsgemüsesorten für dieses Wokgericht. Achten Sie jedoch auf ähnliche Garzeiten oder beginnen Sie mit der Gemüsesorte, welche die längste Garzeit benötigt.

Bunter Reis-Hühner-Topf

Schmeckt nach Orient

Zutaten für 2 Portionen

40 g Vollkornreis
30 g Basmati- oder Jasminreis
1 Hähnchenbrustfilet (ca. 200 g)
3 Schalotten
2 junge Karotten
1 rote Paprikaschote
1 Zucchini (ca. 150 g)
1 Handvoll Aprikosen (ca. 150 g)
1 EL Rapsöl
Salz, Pfeffer, Curry
1 kleines Glas Apfelsaft (100 ml)

Zubereitungszeit
ca. 15 Minuten
Garzeit
ca. 50 Minuten

Nährwerte pro Portion
392 Kilokalorien/1637 Kilojoule
29 g Eiweiß
10 g Fett
44 g Kohlenhydrate
7 g Ballaststoffe
92 mg Calcium
82 mg Vitamin C
5 mg Vitamin E

Zubereitung

1| Vollkornreis in reichlich Salzwasser ca. 40 bis 50 Minuten garen, 20 Minuten vor Ende der Garzeit den weißen Reis zugeben und fertig garen.

2| Hähnchenbrust waschen, trocknen und in schmale Streifen schneiden. Schalotten schälen und in schmale Streifen schneiden. Karotten, Paprika, Zucchini und Aprikosen waschen und trocknen. Karotten putzen, ggf. schälen, halbieren und in halbe, schmale Ringe schneiden. Zucchini putzen, halbieren und ebenfalls in schmale, halbe Ringe schneiden. Paprika halbieren, Samen und Samenwände entfernen und in ca. 1,5 bis 2 cm große Würfel schneiden. Aprikosen halbieren, Steine entfernen und Aprikosen in 1,5 bis 2 cm große Würfel schneiden.

3| Öl erhitzen und die Fleischstreifen darin von allen Seiten kurz anbraten, herausnehmen und warm stellen. Schalotten und Karotten im restlichen Bratfett anbraten und ca. 5 Minuten dünsten. Paprika, Zucchini und Aprikosen zugeben und kurz mitdünsten. Mit Apfelsaft ablöschen, Hähnchen zugeben und ca. 5 Minuten köcheln lassen, mit den Gewürzen abschmecken und den gegarten und abgetropften Reis zugeben, ggf. nochmals abschmecken.

Putengulasch „Ungarische Art"

Sehr würzig und pikant, gelingt leicht

Zutaten für 2 Portionen

200 g Putengulasch
½ Gemüsezwiebel
1 rote Paprikaschote
1 gelbe Paprikaschote
1 kleine, rote Chilischote
1 EL Rapsöl
1 TL Tomatenmark
Salz, Pfeffer, Paprikapulver edelsüß, Cayennepfeffer
200 ml Geflügelfond (Glas)
1 EL Vollkornmehl
2 EL kalte Milch, 1,5 % Fett
½ kleines Bund Schnittlauch

Zubereitungszeit
ca. 20 Minuten
Garzeit
ca. 45 Minuten

Nährwerte pro Portion
272 Kilokalorien/1137 Kilojoule
29 g Eiweiß
12 g Fett
12 g Kohlenhydrate
5 g Ballaststoffe
92 mg Calcium
128 mg Vitamin C
5 mg Vitamin E

Zubereitung

1| Putenfleisch unter kaltem Wasser abspülen, trocknen und in mundgerechte Stücke schneiden. Zwiebel schälen und in schmale Scheiben schneiden, Paprikaschoten und Chilischote waschen, trocknen, halbieren, Stiele, Samen und Samenwände entfernen und die Paprikaschoten in ca. 2 cm große Würfel schneiden, die Chilischote in feine Würfelchen schneiden.

2| Öl erhitzen und die Putenwürfel darin von allen Seiten scharf anbraten, Tomatenmark zugeben und 1 bis 2 Minuten mitrösten. Vorbereitete Gemüsestücke zugeben und mitbraten, mit dem Geflügelfond ablöschen und weitere 200 ml Wasser zugeben. Mit den Gewürzen pikant abschmecken und aufkochen lassen. Das Gulasch 30 bis 40 Minuten bei mittlerer Hitze zugedeckt köcheln lassen.

3| Am Ende der Garzeit (das Fleisch sollte weich sein) das Mehl mit der Milch in einem Schüttelbecher kräftig vermischen und mit einem Schneebesen in die kochende Flüssigkeit rühren.

4| Schnittlauch waschen, evtl. verlesen und in schmale Röllchen schneiden. Über das fertige Gulasch streuen.

Küchentipp
Bei Chilischoten nach der Verarbeitung immer gründlich die Hände waschen, da der darin enthaltene sekundäre Pflanzenstoff Capsaicin die Schleimhäute reizt.

Marokkanisches Lammragout

Braucht etwas mehr Zeit, ideal für Gäste

Zutaten für 2 Portionen

200 g Lammgulasch
½ Gemüsezwiebel
1 Knoblauchzehe
1 EL Rapsöl
½ TL Paprikapulver rosenscharf
¼ TL Kreuzkümmel
¼ TL Kurkuma
Salz, Pfeffer
1 kleine Zimtstange
200 ml Lammfond (Glas)
1 Apfel
1 Karotte (ca. 200 g)
4 getr. Datteln

Zubereitungszeit
ca. 10 Minuten
Garzeit
ca. 1 Stunde 40 Minuten

Nährwerte pro Portion
460 Kilokalorien/1921 Kilojoule
21 g Eiweiß
29 g Fett
28 g Kohlenhydrate
7 g Ballaststoffe
100 mg Calcium
20 mg Vitamin C

Zubereitung

1| Fleisch kurz unter kaltem Wasser abspülen und mit einem Küchenkrepp trocknen. Zwiebel und Knoblauchzehe schälen und in kleine Würfel schneiden. Öl erhitzen und die Fleischstücke darin von allen Seiten scharf anbraten, Zwiebel- und Knoblauchwürfel zugeben und mitbraten. Mit den Gewürzen bestreuen, Zimtstange zugeben und nochmals 2 Minuten mitbraten lassen. Den Lammfond zugießen und aufkochen lassen, das Ragout bei mittlerer Hitze zugedeckt 1 Stunde schmoren.

2| Apfel und Karotte waschen, putzen, schälen und in kleine Würfel schneiden, Datteln entsteinen und ebenfalls fein würfeln. Am Ende der Garzeit die vorbereiteten Gemüse- bzw. Obststücke zugeben und weitere 30 Minuten mitgaren, ggf. nochmals kräftig abschmecken und die Zimtstange entfernen.

Asiapfanne mit Hähnchen

Nussiges Aroma durch Erdnüsse, gut vorzubereiten

Zutaten für 2 Portionen

Marinade
1 Knoblauchzehe
1 Stück Ingwer (ca. 20 g)
1½ EL Sojasauce
1 TL brauner Zucker
1 TL Speisestärke
200 g Hähnchenbrustfilet

Erdnusssauce
3 EL Erdnüsse, ungesalzen
1 EL Sojasauce
1 TL brauner Zucker
1 Knoblauchzehe
½ TL Chiliflocken
1 TL Zitronensaft

Restliche Zutaten für die Asiapfanne
300 g Brokkoli-Röschen, tiefgekühlt
1 kleine, blaue Zwiebel
1 große Karotte (ca. 250 g)
1 EL Sojaöl
Salz, Pfeffer, Cayennepfeffer

Zubereitungszeit
ca. 15 Minuten
Marinierzeit
ca. 10 Stunden
Garzeit
ca. 10 Minuten

Nährwerte pro Portion
313 Kilokalorien/1308 Kilojoule
36 g Eiweiß
10 g Fett
19 g Kohlenhydrate
11 g Ballaststoffe
258 mg Calcium
104 mg Vitamin C
5 mg Vitamin E

Zubereitung

1| Knoblauchzehen und Ingwer schälen und fein würfeln. Hälfte der Knoblauchwürfel und Ingwerwürfel zusammen mit Sojasauce, Zucker, Stärke und 1,5 Esslöffel Wasser verrühren. Hähnchenfleisch waschen, trocken tupfen und in schmale Streifen schneiden. Marinade und Hähnchenstreifen in einer Schüssel vermischen und zugedeckt im Kühlschrank über Nacht marinieren.

2| Erdnüsse in einer Küchenmaschine fein mahlen und mit den restlichen Zutaten für die Erdnusssauce und 3 Esslöffeln Wasser verrühren. Brokkoli auftauen lassen. Zwiebel schälen und in schmale Spalten schneiden. Karotte waschen, schälen und in schmale Streifen schneiden.

3| Öl in einem Wok oder einer großen, beschichteten Pfanne erhitzen, das marinierte Fleisch hineingeben und ca. 5 bis 6 Minuten von allen Seiten braten. Fleisch mit den Gewürzen abschmecken und warm stellen.

4| Im Bratfett das vorbereitete Gemüse 2 bis 3 Minuten anbraten, Erdnusssauce und Fleischstreifen zugeben und ggf. nochmals mit den Gewürzen abschmecken.

Gesundheitstipp
Der Calciumgehalt lässt sich durch 1 Esslöffel Sesamsamen um 74 mg steigern.

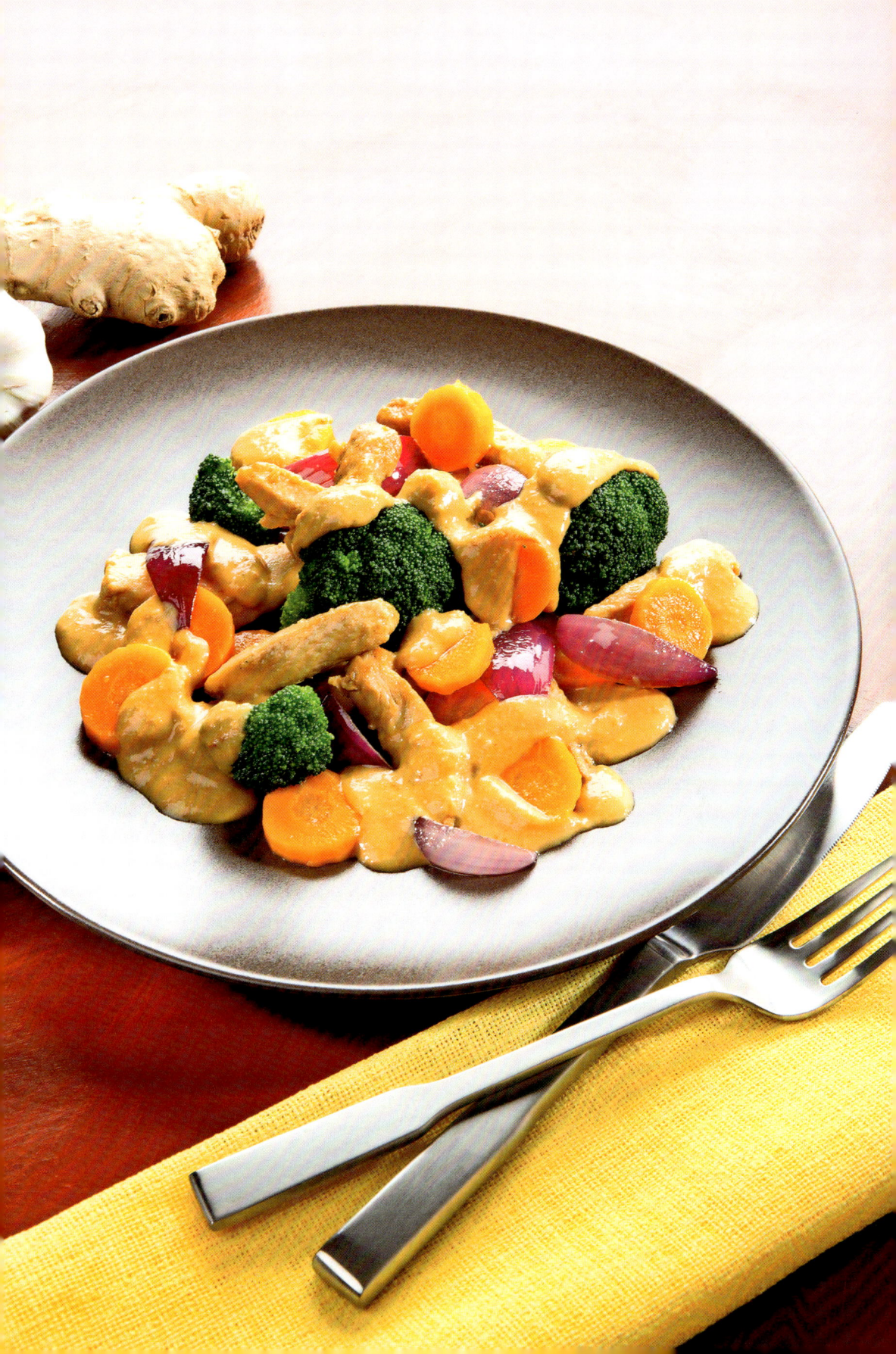

Hauptgerichte mit Fisch

Makrelen mit Ratatouille

Reich an Omega-3-Fettsäuren, mit viel leckerem Gemüse

Zutaten für 2 Portionen

- 1 gelbe Paprikaschote
- 4 Tomaten
- ½ Aubergine
- Saft von ½ Zitrone
- Salz, Pfeffer
- 1 kleine Zwiebel
- 2 Knoblauchzehen
- 1 Handvoll Basilikumblätter
- 1 Zweig Thymian
- 2 Makrelenfilets (à 150 g)
- 1 EL Rapsöl
- 1 EL Tomatenmark
- 150 ml Gemüsebrühe
- Cayennepfeffer
- Etwas geriebene Zitronenschale

Zubereitungszeit
20 Minuten
Marinierzeit
10 Minuten
Garzeit
15–20 Minuten

Nährwerte pro Portion
473 Kilokalorien/1978 Kilojoule
38 g Eiweiß
30 g Fett
13 g Kohlenhydrate
7 g Ballaststoffe
95 mg Calcium
104 mg Vitamin C
7 mg Vitamin E
3 g Omega-3-Fettsäuren

Zubereitung

1| Gemüse waschen, Paprika halbieren und entkernen. Tomaten halbieren, Strunk entfernen, Aubergine putzen und alle Gemüsesorten grob würfeln. Auberginenwürfel mit etwas Zitronensaft beträufeln und mit etwas Salz bestreuen und ca. 10 Minuten stehen lassen.

2| Zwiebel und Knoblauchzehe schälen und fein würfeln. Kräuter waschen, trocknen, Basilikum fein schneiden und Thymianblättchen vom Stiel streifen. Makrelenfilets waschen, trocken tupfen und mit dem restlichen Zitronensaft beträufeln, leicht salzen.

3| Öl in einem mittleren Topf erhitzen und die Auberginenwürfel darin anbraten. Zwiebel-, Knoblauch- und Paprikawürfel zugeben und kurz mitdünsten. Nun das Tomatenmark dazugeben und mit anschwitzen, mit Gemüsebrühe ablöschen und aufkochen lassen.

4| Fisch mit Pfeffer würzen und auf das Ratatouille setzen, die Tomatenwürfel mit den vorbereiteten Kräutern vermischen und ebenfalls mit Salz, Pfeffer und Cayennepfeffer pikant abschmecken. Die Tomatenwürfel auf die Fischfilets legen und mit etwas Zitronenschale bestreuen.

5| Den Fisch ca. 10 Minuten bei kleiner Hitze garen lassen.

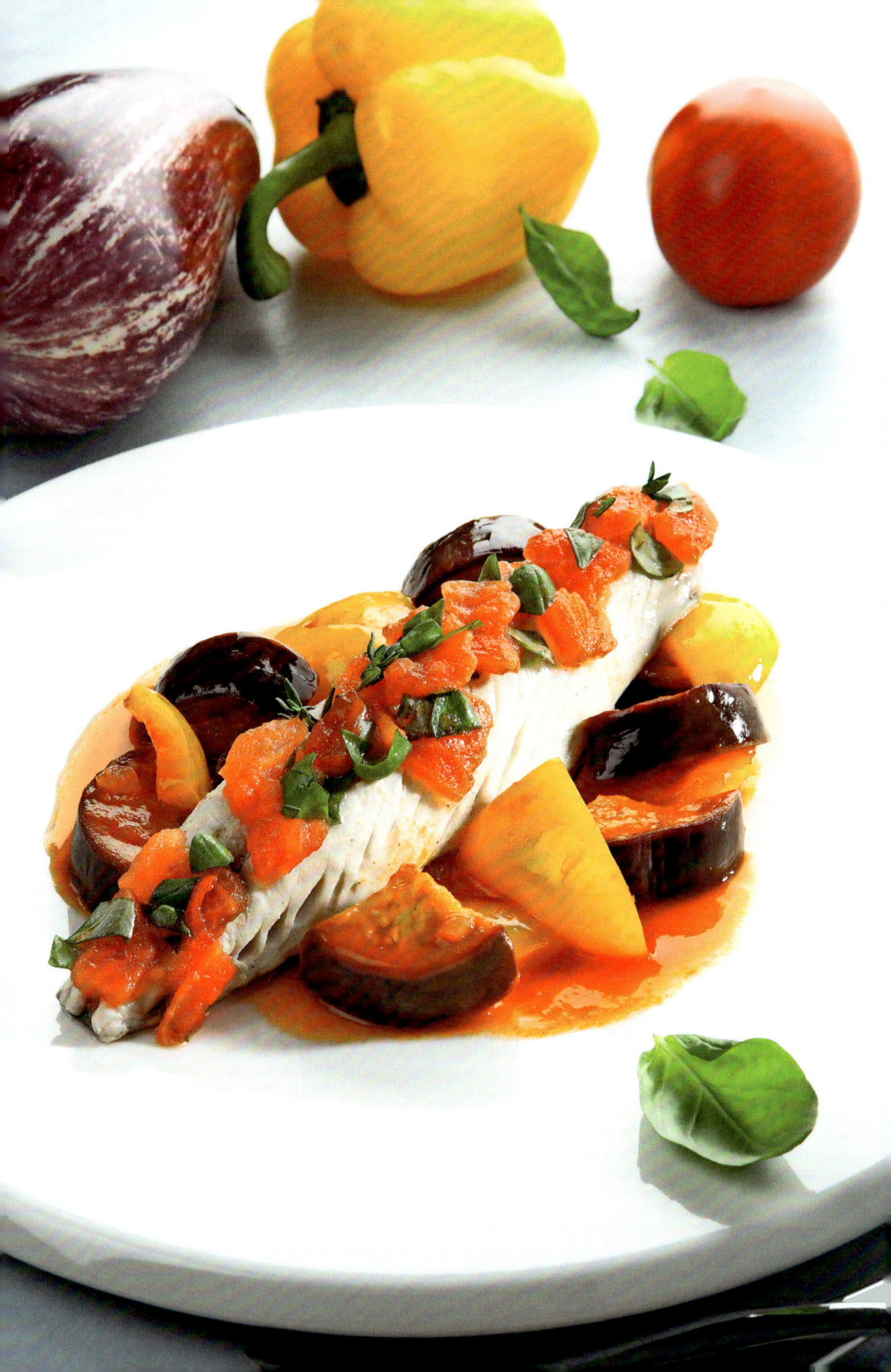

Victoria-Seebarsch überbacken

Gelingt leicht, auch toll für Gäste

Zutaten für 2 Portionen

2 Victoria-Seebarschfilets (à ca. 130 g)
2 EL Zitronensaft
Salz
2 reife Tomaten
½ Kugel Mozzarella, fettreduziert
Pfeffer
1 Handvoll Basilikumblätter
1 EL Rapsöl

Zubereitungszeit
ca. 15 Minuten
Garzeit
ca. 25 Minuten

Nährwerte pro Portion
256 Kilokalorien/1068 Kilojoule
30 g Eiweiß
14 g Fett
2 g Kohlenhydrate
1 g Ballaststoffe
163 mg Calcium
23 mg Vitamin C
5 mg Vitamin E
3 g Omega-3-Fettsäuren

Zubereitung

1| Fischfilets waschen, trocknen und mit dem Zitronensaft säuern und mit etwas Salz bestreuen.
2| Tomaten waschen, halbieren, Strunk entfernen und die Tomaten in schmale Scheiben schneiden.
3| Mozzarella abtropfen lassen und in schmale Scheiben schneiden. Basilikum waschen, trocknen und in schmale Streifen schneiden.
4| Backofen auf 200 °C (Ober- und Unterhitze) vorheizen.
5| Öl in einer beschichteten Pfanne erhitzen. Fisch mit einem Küchenkrepp abtupfen und im Öl von beiden Seiten je 2 Minuten anbraten. In eine feuerfeste Auflaufform geben und mit Tomatenscheiben und Basilikumstreifen belegen. Salzen und pfeffern und mit den Mozzarellascheiben belegen. Im heißen Ofen ca. 20 Minuten überbacken.

Serviertipp
Genießen Sie zum überbackenen Fisch einen frischen, bunten Frühlingssalat und knusprig gebackene Ofenkartoffeln mit einem unserer leckeren Dips (siehe Seite 97).

Thunfisch Roma

Sehr reich an Omega-3-Fettsäuren, gelingt leicht

Zutaten für 2 Portionen

- 2 Thunfischfilets (à 150 g)
- 2 EL Zitronensaft
- 2 EL schwarze, entsteinte Oliven
- 2 EL eingelegte, milde Peperoncini
- 400 g Tomaten (Dose)
- Salz, Pfeffer
- 1 Zwiebel
- 1 Knoblauchzehe
- 1 EL Olivenöl
- 1 Zweig Rosmarin

Zubereitungszeit
ca. 15 Minuten
Garzeit
ca. 25 Minuten

Nährwerte pro Portion
537 Kilokalorien/2244 Kilojoule
40 g Eiweiß
38 g Fett
8 g Kohlenhydrate
4 g Ballaststoffe
108 mg Calcium
41 mg Vitamin C
6 mg Vitamin E
6 g Omega-3-Fettsäuren

Zubereitung

1| Thunfischfilets kalt abbrausen, trocken tupfen und mit dem Zitronensaft beträufeln. Oliven achteln, Peperoncini in Ringe schneiden und Tomaten grob zerkleinern. Thunfisch salzen und pfeffern, Zwiebel und Knoblauch schälen und fein würfeln.

2| Öl in einer feuerfesten, großen Pfanne sanft erhitzen und die Zwiebel- und Knoblauchwürfel darin glasig dünsten, Thunfisch zugeben und von jeder Seite 1 Minute anbraten.

3| Rosmarin waschen, Nadeln abzupfen und zusammen mit den restlichen Zutaten zum Fisch geben und im heißen Ofen ca. 20 Minuten garen.

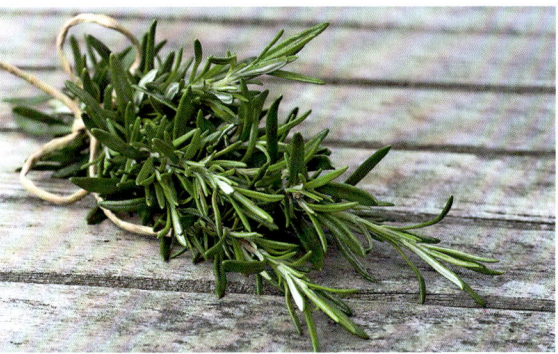

Hauptgerichte mit Fisch

Spaghetti mit scharfer Thunfisch-Tomatensauce

Schnelles, ballaststoffreiches Essen, schmeckt nach Urlaub

Zutaten für 2 Portionen

120 g Vollkornspaghetti
Salz
1 kleine Zwiebel
1 Knoblauchzehe
1 Chilischote
4 Eiertomaten
1 EL Olivenöl
1 EL Tomatenmark
1 kleines Glas Tomatensaft (100 ml)
Pfeffer, Balsamicoessig, 1 Prise Zucker
1 TL getr. Kräuter (z. B. Basilikum, Thymian, Rosmarin o. Ä.)
1 Dose Thunfisch naturell, eingelegt (ca. 115 g)
1 Stück Parmesan (ca. 30 g)

Zubereitungszeit
ca. 10 Minuten

Garzeit
ca. 15 Minuten

Nährwerte pro Portion
518 Kilokalorien/2166 Kilojoule
29 g Eiweiß
25 g Fett
43 g Kohlenhydrate
9 g Ballaststoffe
253 mg Calcium
31 mg Vitamin C
5 mg Vitamin E
3 g Omega-3-Fettsäuren

Zubereitung

1| Nudeln nach Packungsanweisung im kochenden Salzwasser al dente garen. Abgießen, etwas Nudelwasser auffangen und Spaghetti gut abtropfen lassen.

2| Zwiebel und Knoblauchzehe schälen und fein würfeln. Chilischote waschen, halbieren, Strunk, Samen und Samenwände entfernen und in kleine Würfel schneiden. Tomaten waschen, trocknen, halbieren, Strunk entfernen und Tomaten fein würfeln.

3| Öl in einem Topf erhitzen und die Zwiebel- und Knoblauchwürfel darin glasig andünsten, Tomatenmark zugeben und 1 bis 2 Minuten mitrösten, Tomatenwürfel und Tomatensaft zugeben und ca. 5 Minuten mitköcheln lassen. Die Sauce mit den Gewürzen und den Kräutern abschmecken. Den abgetropften Thunfisch zugeben, ggf. das Nudelwasser untermengen und den Fisch ca. 2 Minuten in der Sauce erwärmen, die Spaghetti unter die Sauce mischen, evtl. nochmals abschmecken.

4| Den Parmesan auf einer Küchenreibe fein reiben und über die Spaghetti streuen.

Matjes mit Gemüserösti

Reich an Omega-3-Fettsäuren, preiswert

Zutaten für 2 Portionen

Gemüserösti
4 eigroße Kartoffeln
  (ca. 350 g)
1 Stück Knollensellerie
  (ca. 120 g)
1 Karotte
1 kleine Zwiebel
½ kleines Bund Schnittlauch
Salz, Pfeffer, Muskatnuss
1 EL Rapsöl

Matjes
1 Zweig Petersilie
½ kleines Bund Dill
2 Zweige Kerbel
4 Matjesfilets (ca. 260 g)
2 EL saure Sahne, 10 % Fett

Zubereitungszeit
ca. 40 Minuten

Garzeit
ca. 8 Minuten

Nährwerte pro Portion
572 Kilokalorien/2391 Kilojoule
27 g Eiweiß
38 g Fett
29 g Kohlenhydrate
9 g Ballaststoffe
178 mg Calcium
34 mg Vitamin C
5 mg Vitamin E
3,5 g Omega-3-Fettsäuren

Zubereitung

1| Kartoffeln, Sellerie und Karotte waschen, schälen, putzen und auf einer Gemüsereibe grob raffeln. Gemüseraffel in ein Geschirrtuch geben und kräftig ausdrücken. Zwiebel schälen und fein würfeln. Schnittlauch waschen, evtl. verlesen und in feine Röllchen schneiden. Gemüseraffel und Zwiebeln vermengen und mit den Gewürzen abschmecken.

2| Die Hälfte des Öls in einer beschichteten Pfanne erhitzen und aus der Hälfte der Kartoffelmasse ein Rösti in die Pfanne geben, etwas andrücken und ca. 3 bis 4 Minuten anbraten. Das Rösti auf einen großen Teller gleiten lassen, einen zweiten Teller auflegen und das Rösti wenden. Das Rösti nun wieder in die heiße Pfanne zurückgleiten lassen und weitere 3 bis 4 Minuten braten. Rösti warm stellen und mit der restlichen Ölmenge und Kartoffelmasse auf die gleiche Weise ein weiteres Rösti herstellen.

3| Kräuter waschen, trocknen, Blättchen abzupfen und fein hacken. Matjes waschen, trocknen und mit den vorbereiteten Kräutern bestreuen und mit den Röstis und je einen Klecks saurer Sahne servieren.

Zitronenlachs mit Spinat

Reich an Calcium und Omega-3-Fettsäure, schnell zuzubereiten

Zutaten für 2 Portionen

400 g Blattspinat
1 Bio-Zitrone
300 g Lachsfilet (TK)
4 Schalotten
1 Knoblauchzehe
150 ml Milch, 1,5 % Fett
2 EL Frischkäse, fettreduziert
½ TL Kurkuma
Salz, Pfeffer, Zimt,
 Cayennepfeffer,
 Kreuzkümmel

Zubereitungszeit
ca. 15 Minuten
Garzeit
10 Minuten

Nährwerte pro Portion
440 Kilokalorien/1840 Kilojoule
41 g Eiweiß
27 g Fett
7 g Kohlenhydrate
6 g Ballaststoffe
389 mg Calcium
115 mg Vitamin C
6 mg Vitamin E
1,5 g Omega-3-Fettsäuren

Zubereitung

1| Spinat verlesen, waschen und trocknen. Zitrone waschen, trocknen, etwas Schale abreiben, Zitrone halbieren und 2 EL Saft auspressen. Von der anderen Hälfte 4 dünne Scheiben abschneiden. Lachsfilets mit Zitronensaft beträufeln und mit der Schale bestreuen.

2| Zwiebeln und Knoblauch schälen und fein würfeln. Mit Milch, Käse und den Gewürzen in einen kleinen Topf geben, aufkochen lassen und Spinat zugeben. Spinat zusammenfallen lassen und ggf. nochmals abschmecken.

3| Fisch mit Salz und Pfeffer würzen, mit den Zitronenscheiben belegt auf den Spinat setzen und zugedeckt bei niedriger Hitze ca. 5 Minuten gar ziehen lassen.

Küchentipp

Wenn Sie keinen frischen Spinat bekommen, können Sie auch gut auf Tiefkühlware, möglichst in Bio-Qualität, zurückgreifen und diesen aufgetaut und abgetropft wie oben beschrieben verarbeiten.

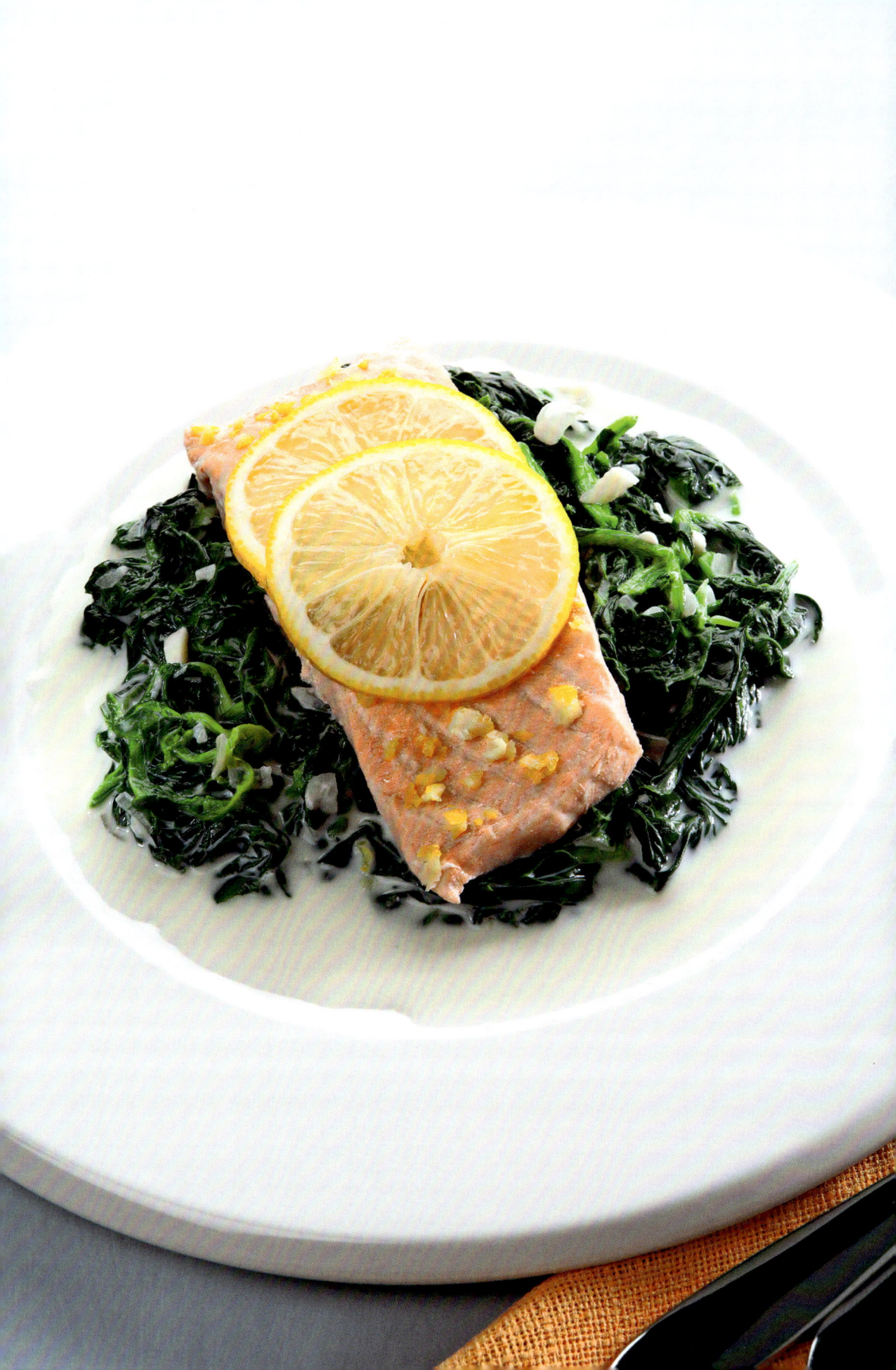

Schollenröllchen mit Frühlingsgemüse

Frisches, knackiges Gemüse mit feinen Fischröllchen

Zutaten für 2 Portionen

- 300 g Schollenfilet
- 1 EL Zitronensaft
- 1 Stück Lauch (ca. 250 g)
- 1–2 mittlere Karotten (ca. 250 g)
- Salz, Pfeffer
- 1 EL Senf
- 1 Zweig gemischte Kräuter, z. B. Dill, Petersilie, Kerbel
- 2 Frühlingszwiebeln
- 1 EL Rapsöl
- 1 kleines Glas Gemüsebrühe (ca. 100 ml)
- 2 EL Frischkäse, fettreduziert

Zubereitungszeit
25 Minuten
Garzeit
20 Minuten

Nährwerte pro Portion
350 Kilokalorien/1462 Kilojoule
39 g Eiweiß
17 g Fett
10 g Kohlenhydrate
6 g Ballaststoffe
275 mg Calcium
29 mg Vitamin C
5 mg Vitamin E

Zubereitung

1. Schollenfilets unter kaltem, fließendem Wasser waschen, trocknen und mit Zitronensaft beträufeln. Lauch und Karotten putzen, Lauch der Länge nach halbieren und unter fließendem, kaltem Wasser gründlich waschen, Karotten schälen und zusammen mit dem Lauch in schmale Streifen schneiden. In Salzwasser ca. 2 Minuten blanchieren. Gemüse herausnehmen und beiseitestellen.
2. Die Fischfilets mit Salz und Pfeffer würzen und mit dem Senf bestreichen. Ein Drittel der Gemüsestreifen auf den Fischfilets verteilen, einrollen und mit Zahnstochern fixieren.
3. Kräuter waschen, trocknen und die Blättchen fein hacken. Frühlingszwiebeln waschen, putzen und in schmale Ringe schneiden, das Öl erhitzen und die Zwiebelringe darin bei niedriger Hitze glasig andünsten. Mit der Brühe ablöschen und aufkochen lassen und vom Herd ziehen. Die Fischröllchen in die Brühe setzen und zugedeckt ca. 10 Minuten garen, Fisch vorsichtig herausnehmen und warm stellen.
4. Den Sud aufkochen lassen, den Frischkäse zugeben und schmelzen lassen und dicklich einkochen lassen. Mit Salz, Pfeffer und Kräutern abschmecken, restliche Gemüsestreifen zu der Sauce geben und kurz mitköcheln lassen. Zusammen mit den Fischröllchen servieren.

Nudel-Lachs-Nester

Originell, ideal für Gäste, schmeckt auch Kindern

Zutaten für 2 Portionen

120 g Vollkornspaghetti, ohne Ei
Salz
1 Zucchini (ca. 230 g)
1 Stück Lachsfilet (ca. 250 g)
1 EL Zitronensaft
1 Knoblauchzehe
1 EL Olivenöl
Pfeffer, Curry
1 Scheibe Schnittkäse, 30 % Fett i. Tr. (ca. 20 g)
1 Ei
1 kleines Glas Milch, 1,5 % Fett

Zubereitungszeit
ca. 20 Minuten
Marinierzeit
ca. 10 Minuten
Garzeit
ca. 30 Minuten

Nährwerte pro Portion
615 Kilokalorien/2570 Kilojoule
43 g Eiweiß
33 g Fett
36 g Kohlenhydrate
7 g Ballaststoffe
272 mg Calcium
21 mg Vitamin C
5 mg Vitamin E
1,5 g Omega-3-Fettsäuren

Gesundheitstipp

Wer auf Eier verzichten möchte, kann alternativ Ei-Ersatz-Pulver aus dem Reformhaus verwenden.

Zubereitung

1| Spaghetti in reichlich Salzwasser nach Packungsanweisung al dente garen. Zucchini waschen, putzen und in kleine Würfel schneiden. Lachsfilets waschen, trocknen, in Würfel schneiden, mit Zitronensaft beträufeln, salzen und ca. 10 Minuten stehen lassen.

2| Den Backofen auf 180 °C (Ober- und Unterhitze) vorheizen.

3| Knoblauchzehe schälen und fein würfeln. Vier Muffinformen dünn mit Olivenöl bepinseln, restliches Öl erhitzen und die Knoblauch- und Zucchiniwürfel darin andünsten. Die Lachswürfel und die abgetropften Spaghetti untermischen und mit Salz, Pfeffer und Curry würzen. Mithilfe einer Gabel und einem Esslöffel Nudelnester drehen und in die gefetteten Mulden der Muffinform füllen.

4| Käse in kleine Würfel schneiden. Ei und Milch verquirlen, mit den Gewürzen abschmecken und über die Nudelnester gießen, mit den Käsewürfeln bestreuen und im heißen Ofen ca. 20 Minuten goldgelb backen.

Serviertipp

Dazu passt gut ein aromatischer Salat, zum Beispiel ein bunter Feldsalat oder ein Eisbergsalat mit fruchtigem Paprika-Dressing, siehe unsere leckeren Salatrezepte auf den Seiten 72 und 78.

Farfalle mit gebratenem Lachs

Sehr aromatisch, gelingt leicht

Zutaten für 2 Portionen

120 g Farfalle
Salz
2 Lachsfilets (à ca. 120 g)
1 EL Zitronensaft
1 kleine Zwiebel
1 Knoblauchzehe
1 rote Paprikaschote
1 gelbe Paprikaschote
1 EL Olivenöl
1 kleines Lorbeerblatt
200 ml Gemüsefond
Pfeffer, Cayennepfeffer
1 TL rotes Pesto (Glas)

Zubereitungszeit
ca. 15 Minuten
Garzeit
ca. 30 Minuten

Nährwerte pro Portion
588 Kilokalorien/2456 Kilojoule
35 g Eiweiß
27 g Fett
51 g Kohlenhydrate
7 g Ballaststoffe
73 mg Calcium
123 mg Vitamin C
7 mg Vitamin E
1,5 g Omega-3-Fettsäuren

Zubereitung

1| Nudeln in reichlich Salzwasser nach Packungsanweisung al dente kochen.
2| Lachs unter fließendem, kaltem Wasser waschen, trocknen und mit Zitronensaft beträufeln und etwas salzen.
3| Zwiebel und Knoblauchzehe schälen und in feine Würfel schneiden. Paprikaschoten waschen, halbieren, Kerne und Samenwände entfernen und Paprika in grobe Würfel schneiden.
4| Die Hälfte des Öls erhitzen und die Zwiebel- und Knoblauchwürfel darin glasig anschwitzen, Paprikawürfel zugeben und einige Minuten mitdünsten. Mit dem Gemüsefond ablöschen, Lorbeerblatt zugeben und ca. 15 Minuten köcheln lassen. Lorbeerblatt entfernen und mit den Gewürzen und dem Pesto abschmecken. Sauce mit einem Pürierstab mixen und ggf. nochmals nachwürzen. Nudeln unter die Sauce mischen.
5| Restliches Öl in einer beschichteten Pfanne erhitzen und die Lachsfilets darin von allen Seiten ca. 3 bis 4 Minuten kross anbraten und zusammen mit den Nudeln servieren.

Penne Alfredo

Schmeckt nach Süden, geht schnell, enthält viel Calcium

Zutaten für 2 Portionen

200 g Vollkornpenne
Salz
2 Knoblauchzehen
2 Schalotten
4 Zweige Basilikum
1 Zucchini (ca. 220 g)
2 Dosen Ölsardinen (à 125 g, Abtropfgewicht 90 g)
1 TL Olivenöl
Paprikapulver edelsüß, Cayennepfeffer, Pfeffer
1 Stück Parmesan (ca. 30 g)

Zubereitungszeit
ca. 15 Minuten
Garzeit
ca. 15 Minuten

Nährwerte pro Portion
544 Kilokalorien/2374 Kilojoule
35 g Eiweiß
27 g Fett
40 g Kohlenhydrate
9 g Ballaststoffe
337 mg Calcium
21 mg Vitamin C
3 mg Vitamin E
2 g Omega-3-Fettsäuren

Zubereitung

1| Reichlich Salzwasser zum Kochen bringen und die Nudeln darin nach Packungsanweisung al dente garen. Etwas Nudelwasser beim Abgießen auffangen und zur Seite stellen. Nudeln abtropfen lassen.

2| Knoblauch und Schalotten schälen und fein würfeln. Basilikum waschen, trocknen, Blättchen abzupfen und in schmale Streifen schneiden. Zucchini waschen, putzen und in kleine Würfel schneiden. Fisch gut abtropfen lassen und ggf. mit einem Küchenkrepp Öl abtupfen, Sardinen in mundgerechte Stücke schneiden.

3| Öl erhitzen und die Knoblauch- und Schalottenwürfel darin glasig andünsten, Zucchiniwürfel zugeben, mit den Gewürzen abschmecken, etwas Nudelwasser zugießen und einige Minuten dünsten lassen.

4| Parmesan fein reiben, die Nudeln und die Ölsardinen unter die Sauce vermischen und mit dem geriebenen Parmesan und den Basilikumstreifen bestreut servieren.

Fisch-Gemüse-Wok

Reich an Omega-3-Fettsäuren und Vitamin E

Zutaten für 2 Portionen

2 Heilbuttfilets (à ca. 130 g)
1 EL Limettensaft
Salz
350 g Brokkoli
100 g Champignons
1 Knoblauchzehe
1 Stück Ingwer (ca. 20 g)
1 EL Sesam
1 TL Sesamöl
2 TL Sojaöl
2 EL Sojasauce
Pfeffer, Curry

Zubereitungszeit
15 Minuten
Marinierzeit
ca. 10 Minuten
Garzeit
ca. 10 Minuten

Nährwerte pro Portion
426 Kilokalorien/1779 Kilojoule
28 g Eiweiß
32 g Fett
6 g Kohlenhydrate
7 g Ballaststoffe
279 mg Calcium
95 mg Vitamin C
4 g Omega-3-Fettsäuren

Zubereitung

1| Fischfilets waschen, trocken tupfen, in grobe Stücke schneiden und mit dem Limettensaft und dem Salz ca. 10 Minuten marinieren.
2| Brokkoli waschen, putzen und in kleine Röschen zerteilen. Champignons putzen, mit einem Küchenkrepp säubern, Stiele etwas kürzen und in schmale Scheiben schneiden. Knoblauch und Ingwer schälen und fein würfeln.
3| Sesam im heißen Wok ohne Fettzugabe anrösten, bis er aromatisch zu duften beginnt, herausnehmen und zur Seite stellen.
4| Je die Hälfte beider Öle im Wok erhitzen, die Fischstücke trocken tupfen und die Fischstücke von allen Seiten anbraten. Fisch warm stellen, restliches Öl erhitzen, die vorbereiteten Brokkoli-Röschen 3 Minuten im heißen Öl anbraten, die Champignons zugeben und weitere 2 Minuten mitbraten. Mit der Sojasauce ablöschen und mit den Gewürzen abschmecken.
5| Fisch vorsichtig untermengen und mit dem angerösteten Sesam bestreut servieren.

Scharfer Heilbutt mit Tex-Mex-Gemüse

Feurig-aromatisch, gelingt leicht

Zutaten für 2 Portionen

2 Heilbuttfilets (à ca. 130 g)
1 EL Zitronensaft
Salz
2 Knoblauchzehen
1 kleine Zwiebel
1 rote Chilischote
1 rote Paprikaschote
1 orangefarbene Paprikaschote
200 g Mais (Dose)
1 EL Olivenöl
1 kleines Glas Tomatensaft (100 ml)
Pfeffer, Cayennepfeffer, Paprikapulver edelsüß
1 Prise Zucker

Zubereitungszeit
ca. 15 Minuten
Garzeit
ca. 12 Minuten

Nährwerte pro Portion
431 Kilokalorien/1802 Kilojoule
23 g Eiweiß
29 g Fett
20 g Kohlenhydrate
6 g Ballaststoffe
64 mg Calcium
130 mg Vitamin C
5 mg Vitamin E
4 g Omega-3-Fettsäuren

Zubereitung

1| Fischfilets unter kaltem Wasser abspülen, mit einem Küchenkrepp etwas abtrocknen und mit Zitronensaft beträufeln und leicht salzen.

2| Knoblauch und Zwiebel schälen und fein würfeln. Chilischote waschen, putzen, Kerne und Samenwände entfernen und die Chilischote in schmale, halbe Ringe schneiden. Paprika waschen, halbieren, Strunk und Kerne entfernen und die Paprikaschoten in kleine Würfel schneiden. Mais gut abtropfen lassen.

3| Öl erhitzen und die Zwiebel- und Knoblauchwürfel zusammen mit den Chiliringen glasig andünsten, vorbereitete Paprikawürfel zugeben und einige Minuten mitdünsten. Mit dem Tomatensaft ablöschen und ca. 2 Minuten köcheln lassen. Den Mais zufügen und untermischen, mit den Gewürzen pikant abschmecken und die vorbereiteten Fischstücke auf das Gemüse setzen. Deckel auflegen und zugedeckt ca. 7 bis 10 Minuten garen.

Küchentipp
Nach dem Schneiden der Chilischote stets die Hände gründlich waschen.

Vegetarische Hauptgerichte

Asiatische Rosenkohlpfanne

Reich an Ballaststoffen und Vitamin E

Zutaten für 2 Portionen

4 Frühlingszwiebeln
1 Knoblauchzehe
1 Stück frischer Ingwer
350 g Rosenkohl
1 Süßkartoffel (ca. 450 g)
1 EL Sojaöl
100 ml Kokosmilch
300 ml Gemüsebrühe
Salz, Pfeffer, Curry, Zimt, gem. Zitronengras
1 TL Zitronensaft

Zubereitungszeit
ca. 15 Minuten
Garzeit
ca. 20 Minuten

Nährwerte pro Portion
357 Kilokalorien/1492 Kilojoule
12 g Eiweiß
10 g Fett
52 g Kohlenhydrate
13 g Ballaststoffe
177 mg Calcium
138 mg Vitamin C
11 mg Vitamin E

Zubereitung

1| Frühlingszwiebeln waschen, putzen und in schmale Ringe schneiden. Knoblauch und Ingwer schälen und fein würfeln. Rosenkohl waschen, putzen, die Röschen vierteln. Süßkartoffel waschen, schälen und in ca. 2 bis 3 cm große Stücke schneiden.

2| Öl erhitzen, Zwiebelringe, Knoblauch- und Ingwerwürfel darin andünsten, Rosenkohl und Süßkartoffelstücke zugeben und ca. 5 Minuten mitdünsten. Mit der Kokosmilch und der Gemüsebrühe ablöschen, aufkochen lassen und zugedeckt ca. 15 Minuten köcheln lassen. Mit den Gewürzen und dem Zitronensaft abschmecken.

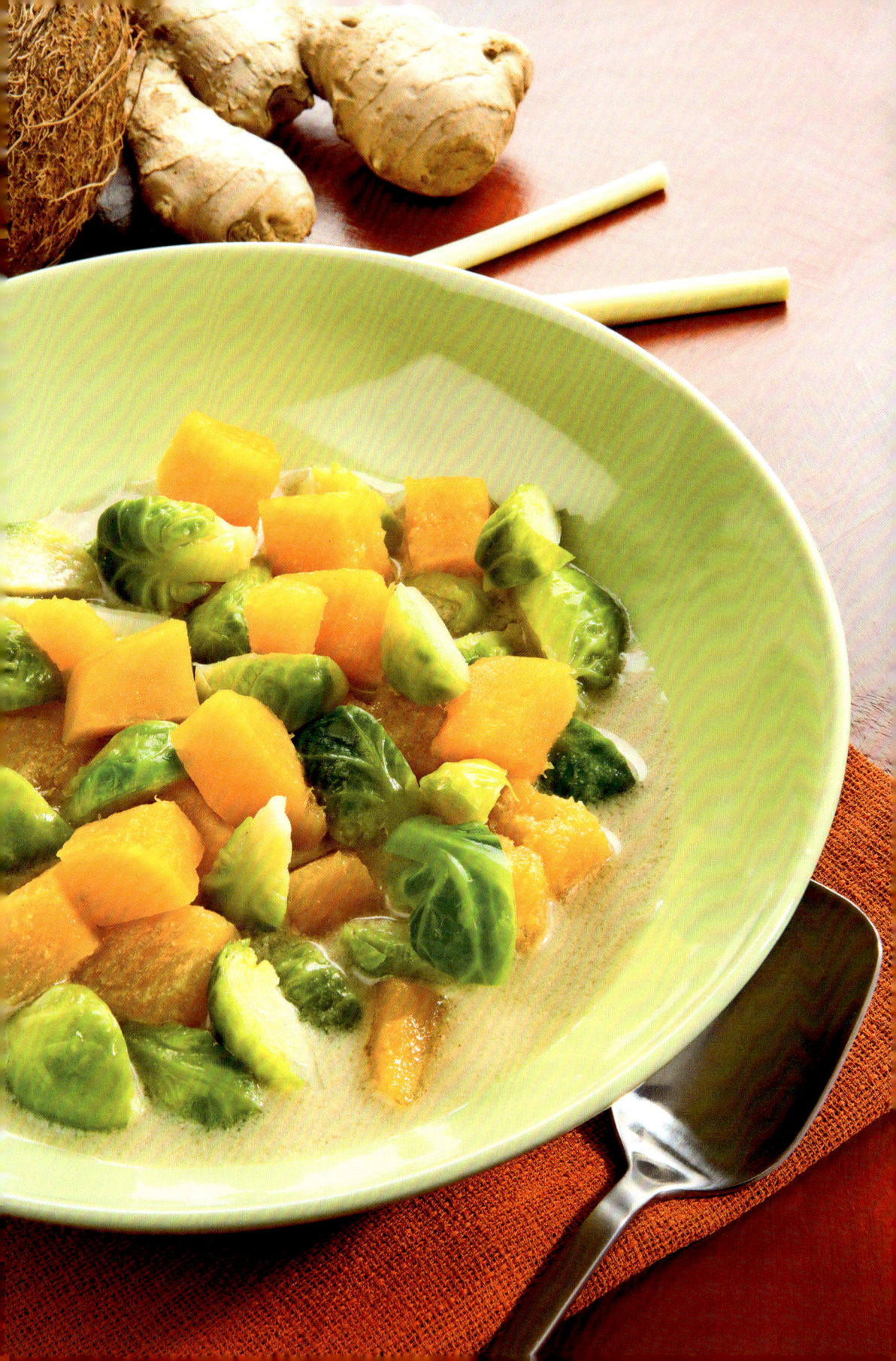

Bunter Gemüse-Mix mit gebratenem Tofu

Mit asiatischen Grüßen aromatisch genießen

Zutaten für 2 Portionen

200 g Tofu
1 Stück Ingwer (ca. 20 g)
2 Knoblauchzehen
1 TL Sesamöl
1 EL Sojaöl
4 EL Teriyakisauce
300 g Brokkoli
200 g Champignons
4 EL Bambussprossen (Dose oder Glas)
100 ml Gemüsebrühe
Salz, Pfeffer
Kurkuma, gem. Zitronengras, Garam marsala
½ TL Speisestärke

Zubereitungszeit
ca. 20 Minuten

Garzeit
ca. 20 Minuten

Nährwerte pro Portion
264 Kilokalorien/1102 Kilojoule
20 g Eiweiß
16 g Fett
10 g Kohlenhydrate
8 g Ballaststoffe
336 mg Calcium
99 mg Vitamin C

Zubereitung

1| Tofu in kleine Würfel schneiden, Ingwer und Knoblauch schälen und fein würfeln.
2| Die Hälfte der beiden Öle erhitzen und Tofu, Ingwer und Knoblauch ca. 5 bis 8 Minuten knusprig anbraten. Mit der Hälfte der Teriyakisauce ablöschen und herausnehmen. Pfanne mit einem Küchenkrepp trocken wischen.
3| Brokkoli putzen, in kleine Röschen zerteilen und unter kaltem, fließendem Wasser waschen, abtropfen lassen. Champignons mit einem Küchenkrepp säubern, putzen und vierteln. Bambussprossen in einem kleinen Küchensieb abtropfen lassen.
4| Restliches Öl in der Pfanne erhitzen und die vorbereiteten Gemüsesorten darin 2 Minuten anbraten. Mit restlicher Teriyakisauce und Gemüsebrühe ablöschen, zugedeckt 5 Minuten köcheln lassen.
5| Gemüsepfanne mit den Gewürzen abschmecken, Stärke mit etwas kaltem Wasser glatt rühren und in die kochende Flüssigkeit unter Rühren geben, weitere 1 bis 2 Minuten köcheln lassen.
6| Die angebratenen Tofu-, Ingwer- und Knoblauchwürfel darüber geben und gleich servieren.

Küchentipp
Wer mag, kann über das fertige Gericht noch 1 EL trocken angeröstete Sesamsamen streuen, damit erhöht sich der Calciumgehalt um 74 mg.

Gemüsecurry mit mariniertem Tofu

Dieses vegetarische Rezept überzeugt auch Fleischfans

Zutaten für 2 Portionen

250 g Tofu
1 EL Curry
1 EL Kurkuma
1 TL Sojaöl
1 EL Sojasauce
1 Stück Ingwer (ca. 20 g)
1 Knoblauchzehe
200 g Zuckerschoten
250 g grüner Spargel
½ Gemüsezwiebel
½ TL Sesamöl
1 TL Sojaöl
100 ml Kokosmilch
100 ml Gemüsebrühe
100 g Sojasprossen
2 EL Cashewnüsse
Salz, Pfeffer, Zimt, Cayennepfeffer

Zubereitungszeit
ca. 20 Minuten
Marinierzeit
ca. 30 Minuten
Garzeit
ca. 15 Minuten

Nährwerte pro Portion
372 Kilokalorien/1555 Kilojoule
24 g Eiweiß
18 g Fett
29 g Kohlenhydrate
10 g Ballaststoffe
266 mg Calcium
42 mg Vitamin C
5 mg Vitamin E

Zubereitung

1| Tofu in ca. 2 cm große Würfel schneiden. Curry, Kurkuma, Öl und Sojasauce miteinander vermengen. Ingwer und Knoblauch schälen und in feine Würfel schneiden. Zusammen mit dem Tofu unter das Gewürzöl mischen und ca. 30 Minuten marinieren.

2| Zuckerschoten und Spargel waschen, putzen, vom Spargel das untere Drittel schälen, die Enden abschneiden und den Spargel in ca. 3 cm lange Stücke schneiden. Gemüsezwiebel schälen und in schmale Streifen schneiden.

3| Eine große Pfanne oder einen Wok erhitzen und den marinierten Tofu darin von allen Seiten ca. 5 Minuten scharf anbraten und herausnehmen. Sesam- und Sojaöl erhitzen und das vorbereitete Gemüse darin ca. 3 Minuten anbraten, mit der restlichen Tofu-Marinade, mit Kokosmilch und Gemüsebrühe ablöschen und weitere 5 Minuten bei mittlerer Hitze köcheln lassen.

4| Sojasprossen waschen, evtl. verlesen und abtropfen lassen. Tofu und Sojasprossen zugeben und 2 Minuten mitkochen lassen. Die Cashewnüsse unter das Curry mischen und kräftig würzen.

Küchentipp
Statt grünen Spargel können Sie auch die gleiche Menge Brokkoli (geputzt und vorbereitet in Röschen zerteilt) oder Schwarzwurzel (aus dem Glas) verwenden.

Vegetarischer Chilitopf

Sehr ballaststoffreich durch Hülsenfrüchte

Zutaten für 2 Portionen

150 ml Tomatensaft
100 g Couscous
1 mittlere, blaue Zwiebel
1 Knoblauchzehe
1 Karotte
1 Stück Sellerie (ca. 100 g)
1 kleine Dose Mais (ca. 150 g)
1 kleine Dose Kidneybohnen (ca. 150 g)
1 EL Olivenöl
½ Dose Tomaten (ca. 200 g)
½ l Gemüsebrühe
Currypulver, getr. Chili, Pfeffer, Salz, Zucker
1 TL Zitronensaft
3 Zweige Petersilie
1 Stück Schafskäse, fettreduziert (ca. 50 g)

Zubereitungszeit
ca. 20 Minuten
Quellzeit
ca. 20 Minuten
Garzeit
ca. 20 Minuten

Nährwerte pro Portion
489 Kilokalorien/2044 Kilojoule
25 g Eiweiß
14 g Fett
63 g Kohlenhydrate
16 g Ballaststoffe
339 mg Calcium
42 mg Vitamin C

Zubereitung

1| Tomatensaft in einem kleinen Topf aufkochen lassen und über den Couscous gießen, 20 Minuten quellen lassen. Zwiebel und Knoblauch schälen und fein würfeln. Karotte und Sellerie waschen, schälen, putzen und in kleine Würfel schneiden. Mais und Kidneybohnen abgießen und gut abtropfen lassen.

2| Öl in einem mittleren Topf erhitzen und die Zwiebel- und Knoblauchwürfel darin glasig andünsten, die Karotten- und Selleriewürfel zugeben und weitere 3 Minuten mitdünsten lassen, mit der Gemüsebrühe und den Dosentomaten aufgießen und aufkochen lassen. Mit den Gewürzen pikant abschmecken und 15 Minuten bei mittlerer Hitze kochen lassen. Mais, Bohnen und Couscous hinzufügen und darin kurz heiß werden lassen.

3| Schafskäse grob zerbröckeln, Petersilie waschen, Blättchen abzupfen und fein hacken und unter das Chili mischen, ggf. nochmals abschmecken.

Serviertipp
Essen Sie dazu ein knusprig gebackenes Vollkornbrötchen.

Bärlauch-Parmesan-Pfannkuchen

Würziges und calciumreiches Hauptgericht

Zutaten für 2 Portionen

70 g Weizenvollkornmehl
50 g Dinkelmehl, Typ 660
2 kleine Eier
50–80 ml Milch, 1,5 % Fett
1 Handvoll Bärlauchblätter
Salz, Pfeffer
1 Stück Parmesan (ca. 60 g)
1½ EL Rapsöl

Zubereitungszeit
ca. 15 Minuten
Ruhezeit
ca. 20 Minuten
Garzeit
ca. 10 Minuten

Nährwerte pro Portion
514 Kilokalorien/2150 Kilojoule
23 g Eiweiß
29 g Fett
41 g Kohlenhydrate
5 g Ballaststoffe
457 mg Calcium

Zubereitung

1| Beide Mehle in eine Schüssel sieben, Eier und Milch zugeben und mit einem Schneebesen zu einem dünnflüssigen Pfannkuchenteig verrühren. Falls der Teig zu fest ist, noch etwas kohlensäurehaltiges Mineralwasser hinzufügen.

2| Bärlauch waschen, Stiele entfernen und die Blätter in feine Streifen schneiden. Parmesan auf einer Küchenreibe fein reiben und zusammen mit den Bärlauchstreifen unter den Pfannkuchenteig rühren. Teig mit Salz und Pfeffer würzen. Teig ca. 20 Minuten ruhen lassen.

3| Etwas Öl in eine beschichtete Pfanne geben, erhitzen und eine Schöpfkelle Teig zugeben. Pfannkuchen von beiden Seiten goldbraun backen und warm stellen. Nach und nach den Teig zu Pfannkuchen verbacken.

Küchentipp
Statt Bärlauch können Sie auch ein halbes Bund Schnittlauch nehmen.

Gesundheitstipp
Wer auf Eier verzichten möchte, kann alternativ Ei-Ersatz-Pulver aus dem Reformhaus verwenden.

Gemüse-Reis-Bratlinge

Vegetarische Frikadellen mal anders

Zutaten für 2 Portionen

50 g Vollkornreis
1 Zucchini (ca. 150 g)
1 Karotte
2 eigroße Kartoffeln (ca. 160 g)
4 Frühlingszwiebeln
1 Ei
Salz, Pfeffer, Muskatnuss
1 EL Rapsöl

Zubereitungszeit
ca. 20 Minuten
Garzeit
ca. 1 Stunde 5 Minuten

Nährwerte pro Portion
288 Kilokalorien/1203 Kilojoule
9 g Eiweiß
12 g Fett
35 g Kohlenhydrate
5 g Ballaststoffe
69 mg Calcium
23 mg Vitamin C

Zubereitung

1| Reis nach Packungsanweisung ca. 45 bis 50 Minuten garen, abgießen und gut abtropfen und auskühlen lassen.
2| Zucchini waschen, putzen und auf einer Küchenreibe grob raspeln. Karotte und Kartoffeln waschen, schälen und auf der Küchenreibe ebenfalls grob raspeln. Kartoffeln in ein Geschirrtuch geben und kräftig ausdrücken. Frühlingszwiebeln waschen, putzen und in schmale Ringe schneiden.
3| Alle vorbereiteten Zutaten in eine Schüssel geben und mit dem Ei vermengen, mit den Gewürzen abschmecken und kräftig verrühren.
4| Das Öl in einer großen, beschichteten Pfanne erhitzen und aus der Masse Bratlinge formen und im heißen Öl von beiden Seiten 5 bis 7 Minuten braten.

Küchentipp
Drücken Sie die Kartoffeln kräftig in dem Geschirrtuch aus, damit die Bratlinge in der Pfanne nicht auseinanderfallen.

Gesundheitstipp
Um den Calciumgehalt zu steigern, können Sie auch etwas geriebenen Käse oder 1 bis 2 EL Sesam zu dem Teig geben.

Gesundheitstipp
Wer auf Eier verzichten möchte, kann alternativ Ei-Ersatz-Pulver aus dem Reformhaus verwenden.

Pellkartoffeln mit Kräuterquark

Leckeres und kalorienarmes Essen, geht schnell

Zutaten für 2 Portionen

4 mittlere Kartoffeln (ca. 350 g)
1 Pck. Magerquark (250 g)
2 EL Milch, 1,5 % Fett
1 EL Leinöl
1 Knoblauchzehe
1 Bund frische Kräuter (z. B. Schnittlauch, Kerbel, Dill)
2 Frühlingszwiebeln
Salz, Pfeffer, Paprikapulver edelsüß

Zubereitungszeit
15 Minuten

Garzeit
ca. 20 Minuten

Nährwerte pro Portion
279 Kilokalorien/1166 Kilojoule
21 g Eiweiß
13 g Fett
30 g Kohlenhydrate
4 g Ballaststoffe
191 mg Calcium
25 mg Vitamin C
3 g Omega-3-Fettsäuren

Zubereitung

1| Kartoffeln gründlich waschen und in einem Dämpftopf ca. 20 Minuten garen.
2| Quark mit der Milch und Leinöl in einer Schüssel glatt rühren. Knoblauch schälen und fein würfeln. Kräuter waschen, Schnittlauch in schmale Röllchen schneiden, Kerbelblättchen und Dillspitzen fein hacken. Frühlingszwiebeln waschen, putzen und ebenfalls in schmale Röllchen schneiden.
3| Knoblauch, Kräuter und Zwiebelröllchen unter den angerührten Quark rühren und mit den Gewürzen abschmecken.
4| Kartoffeln und Quark zusammen servieren.

Küchentipp
Falls Sie keinen Dämpftopf besitzen, lassen sich die Kartoffeln auch in wenig Salzwasser oder in einem Dampfdrucktopf garen.

Kartoffel-Kohlrabi-Gratin

Knuspriger Ofenspaß – preiswert und calciumreich

Zutaten für 2 Portionen

500 g Kartoffeln
1 kleiner Kohlrabi
1 kleine Zwiebel
1 TL Rapsöl
1 TL Vollkornmehl
100 ml Gemüsebrühe
50 ml Milch, 1,5 % Fett
Salz, Pfeffer, Muskatnuss
2 Zweige Petersilie
1 Stück Gouda, 40 % Fett i. Tr. (ca. 50 g)

Zubereitungszeit
ca. 20 Minuten
Garzeit
ca. 40 Minuten

Nährwerte pro Portion
333 Kilokalorien/1394 Kilojoule
16 g Eiweiß
10 g Fett
43 g Kohlenhydrate
8 g Ballaststoffe
360 mg Calcium
119 mg Vitamin C

Zubereitung

1| Kartoffeln und Kohlrabi waschen, schälen und beides in ca. 1,5 cm dicke Scheiben schneiden. Zwiebel schälen und fein würfeln.

2| Den Backofen auf 200 °C (Ober- und Unterhitze) vorheizen.

3| Öl in einem kleinen Topf erhitzen und die Zwiebel darin glasig andünsten. Mit dem Mehl bestäuben und das Mehl kurz mitbraten, etwas Gemüsebrühe zugießen und mit einem Schneebesen kräftig rühren. Nach und nach die gesamte Brühe und die Milch zugießen und weiter kräftig rühren, dass keine Klümpchen entstehen. Die Einbrenne einmal kräftig aufkochen lassen und mit den Gewürzen abschmecken.

4| Die Petersilie waschen, trocknen, die Blättchen abzupfen und fein hacken.

5| Das vorbereitete Gemüse dachziegelartig in eine feuerfeste Auflaufform schichten, mit der Sauce begießen. Den Gouda auf einer Küchenreibe grob raspeln und über den Auflauf streuen, im heißen Backofen ca. 30 Minuten garen. Am Ende der Garzeit mit einem spitzen Messer in die Kartoffeln stechen: Sind diese weich, ist der Auflauf fertig. Falls nicht, einfach noch einige Minuten länger im Ofen lassen. Den Auflauf mit der gehackten Petersilie bestreut servieren.

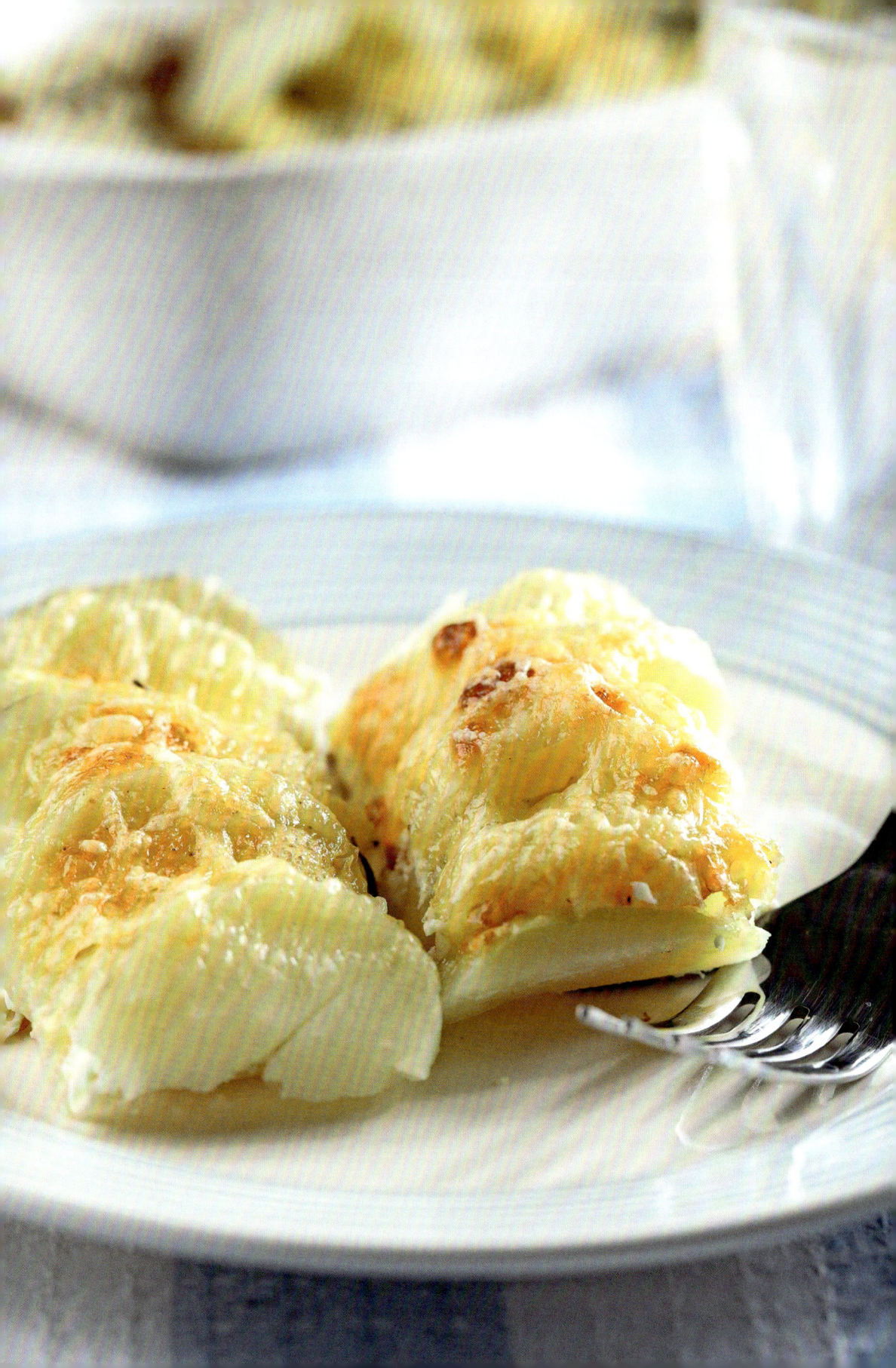

Penne mit Spinat

Spinat mal anders, gelingt leicht, reich an Vitamin E

Zutaten für 2 Portionen

200 g Penne
1 kleine Zwiebel
1 Knoblauchzehe
1 EL Olivenöl
200 g Blattspinat (TK), aufgetaut und abgetropft
½ Pck. Kräuterfrischkäse, fettreduziert (ca. 100 g)
Salz, Pfeffer, Muskatnuss
1 Stück ger. Parmesan (ca. 30 g)

Zubereitungszeit
ca. 10 Minuten
Garzeit
ca. 8 Minuten

Nährwerte pro Portion
652 Kilokalorien/2723 Kilojoule
27 g Eiweiß
27 g Fett
74 g Kohlenhydrate
8 g Ballaststoffe
378 mg Calcium
20 mg Vitamin C

Zubereitung

1| Nudeln in reichlich Salzwasser nach Packungsanweisung al dente garen, etwas Nudelwasser auffangen.
2| Zwiebel und Knoblauchzehe schälen und fein würfeln. In dem erhitzten Öl glasig dünsten, den Spinat zugeben und einige Minuten mitköcheln lassen. Den Frischkäse zugeben und unter Rühren schmelzen lassen, mit den Gewürzen abschmecken und etwas vom Nudelwasser zugeben, falls die Sauce zu dick ist.
3| Den Parmesan fein reiben und zusammen mit den abgetropften Nudeln unter die Spinatsauce mischen, ggf. nochmals abschmecken.

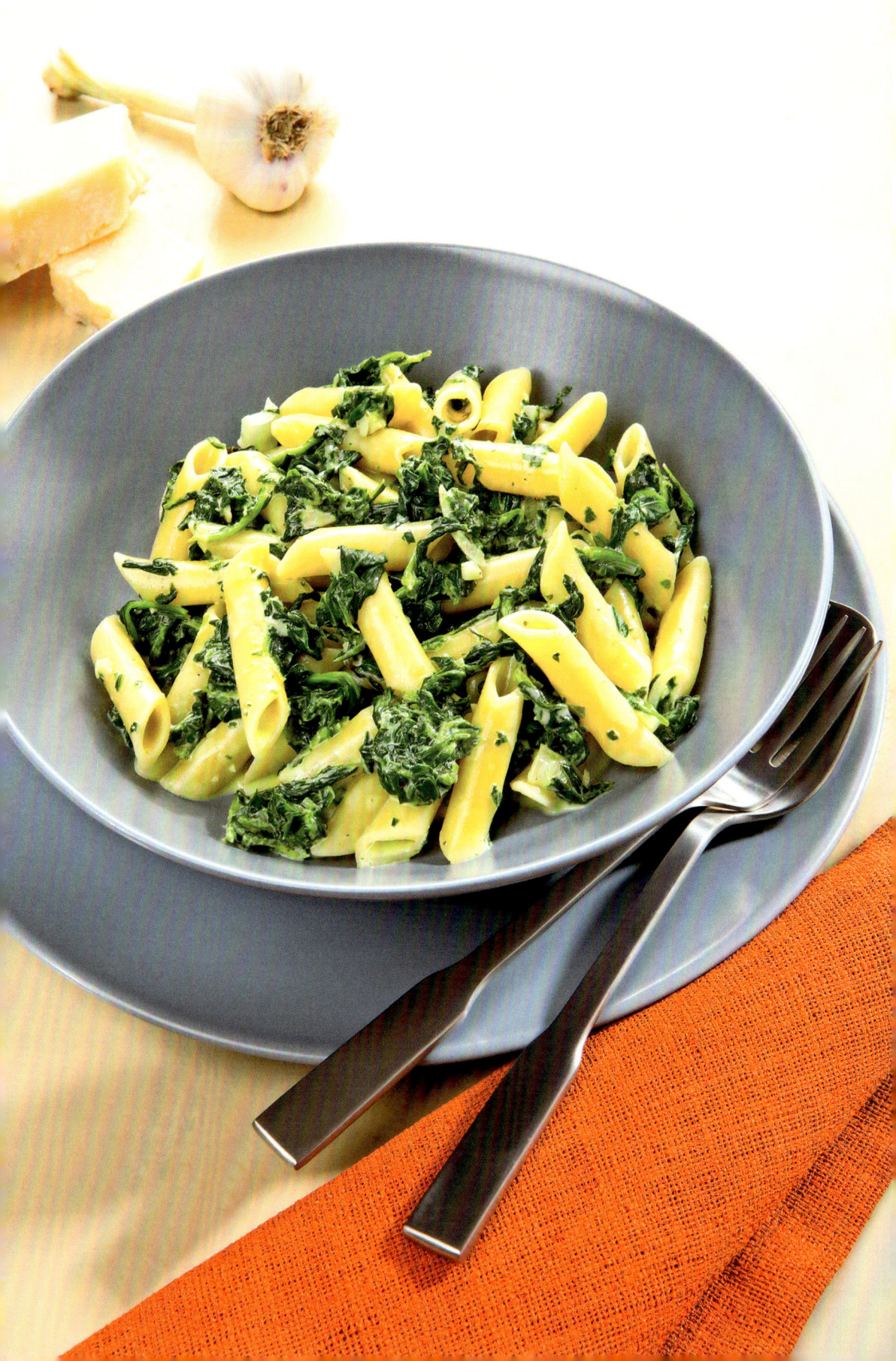

Pasta Luigi

Gruß aus Italien – ein schnelles und ballaststoffreiches Nudelgericht

Zutaten für 2 Portionen

200 g Vollkornspaghetti
Salz
1 Knoblauchzehe
1 große, reife
  Ochsenherztomate
1 kleine, reife Avocado
1 EL Zitronensaft
1 EL Olivenöl
1 Handvoll Rucola
Pfeffer, Chiliflocken, brauner
  Zucker

Zubereitungszeit
ca. 15 Minuten
Garzeit
ca. 8 Minuten

Nährwerte pro Portion
661 Kilokalorien/2764 Kilojoule
18 g Eiweiß
35 g Fett
68 g Kohlenhydrate
19 g Ballaststoffe
113 mg Calcium
81 mg Vitamin C
5 mg Vitamin E

Zubereitung

1| Reichlich Salzwasser zum Kochen bringen. Knoblauchzehe schälen und halbieren, Spaghetti und Knoblauchzehe in das kochende Wasser geben und ca. 8 Minuten garen.

2| Tomate waschen, halbieren, Strunk herausschneiden und die Tomatenhälften in ca. 2 cm große Würfel schneiden. Avocado halbieren, Stein entfernen und das Avocadofruchtfleisch mit einem Löffel aus der Schale heben. Avocado ebenfalls würfeln und mit dem Zitronensaft und dem Olivenöl beträufeln. Rucola waschen, verlesen und in mundgerechte Stücke schneiden. Rucola unter die Tomaten-Avocado-Würfel mengen und mit den Gewürzen abschmecken.

3| Spaghetti abgießen, Knoblauch mit einer Gabel zerdrücken und zusammen mit den Spaghetti unter die Tomaten-Avocado-Mischung mischen.

Zucchini-Lasagne

Gelingt leicht, calciumreich

Zutaten für 2 Portionen

2 mittlere Zucchini (ca. 400 g)
1 kleine Zwiebel
2 Knoblauchzehen
1 TL Olivenöl
1 Stück Schafskäse
1 EL Tomatenmark
1 kleines Glas Tomatensaft (ca. 100 ml)
Paprikapulver edelsüß, Cayennepfeffer, Pfeffer, Salz
Getr. Kräuter (z. B. Basilikum, Thymian, Rosmarin)
1 TL Rapsöl
1 TL Vollkornmehl
1 kleines Glas Milch, 1,5 % Fett (100 ml)
Salz, Pfeffer, Muskatnuss
5 Lasagneplatten (ca. 200 g)
2 Scheiben Edamer, 30 % Fett i. Tr.

Zubereitungszeit
ca. 20 Minuten
Garzeit
ca. 50 Minuten

Nährwerte pro Portion
669 Kilokalorien/2797 Kilojoule
33 g Eiweiß
21 g Fett
85 g Kohlenhydrate
9 g Ballaststoffe
559 mg Calcium
38 mg Vitamin C
5 mg Vitamin E

Zubereitung

1| Zucchini waschen, putzen und auf einer Küchenreibe grob raffeln. Zwiebeln und Knoblauchzehen schälen und fein würfeln. Öl erhitzen und die Zwiebel- und Knoblauchwürfel glasig andünsten. Tomatenmark zugeben und 1 Minute mit anbraten. Mit den Gewürzen und Kräutern abschmecken und mit dem Tomatensaft ablöschen, Zucchiniraspel zugeben und aufkochen lassen, ggf. nochmals würzen und zur Seite stellen. Schafskäse in kleine Würfel schneiden und unter die Sauce mischen.

2| Den Backofen auf 200 °C (Ober- und Unterhitze) vorheizen.

3| Öl in einem kleinen Topf erhitzen, Mehl zugeben und mit einem Schneebesen kräftig verrühren, etwas Milch zugießen und weiterhin mit dem Schneebesen kräftig rühren, nach und nach die gesamte Milch unter weiterem Rühren zugießen. Béchamelsauce mit Salz, Pfeffer und Muskatnuss abschmecken und 1 Minute sprudelnd kochen lassen.

4| In eine feuerfeste Form etwas Tomaten-Zucchinisauce geben und auf dem Boden verteilen. 2 Lasagneplatten darauf legen, etwas Béchamelsauce darüber geben und wieder mit Tomaten-Zucchinisauce begießen und verteilen. Die restlichen Lasagneplatten und die beiden Saucen abwechselnd in die Auflaufform geben und mit dem Käse belegen.

5| Im heißen Ofen ca. 30 bis 40 Minuten backen, am Ende der Garzeit mit einem spitzen Messer eine Garprobe durchführen: Sind die Nudeln weich, die Lasagne gleich servieren. Falls die Nudeln noch fest sind, noch einige Minuten im Ofen weiter garen.

Auberginen-Mozzarella-Päckchen

Käse fein verpackt – ein aromatischer Genuss

Zutaten für 2 Portionen

1 Aubergine
2 Zweige Oregano
1 Knoblauchzehe
1 EL Tomatenmark
1 Mozzarellakugel, fettarm
1 EL Olivenöl
Salz, Pfeffer

Zubereitungszeit
ca. 25 Minuten
Garzeit
ca. 20 Minuten

Nährwerte pro Portion
180 Kilokalorien/752 Kilojoule
12 g Eiweiß
13 g Fett
5 g Kohlenhydrate
4 g Ballaststoffe
275 mg Calcium

Zubereitung

1| Den Backofen auf 180 °C (Ober- und Unterhitze) vorheizen. Die Aubergine waschen, putzen und mit einem Sparschäler in ca. 2 mm dünne Scheiben schneiden. Die Gemüsescheiben in Salzwasser ca. 1 Minute blanchieren, abschrecken und mit einem Küchenkrepp trocken tupfen.

2| Oregano waschen, trocknen und Blättchen abzupfen, Knoblauch schälen und fein würfeln. Mozzarella abtropfen lassen und in grobe Würfel schneiden.

3| Eine feuerfeste Auflaufform dünn mit etwas Olivenöl auspinseln. Je zwei Auberginenscheiben über Kreuz legen, dünn mit Tomatenmark bestreichen, salzen, pfeffern und etwas Knoblauchwürfel und einigen Oreganoblättchen darüber streuen, mit Mozzarellawürfeln belegen und die Auberginenscheiben zu Päckchen zusammenfalten. Mit je einem Zahnstocher fixieren und in die Auflaufform setzen, salzen, pfeffern und mit dem restlichen Olivenöl beträufeln.

4| Im heißen Ofen ca. 15 bis 20 Minuten backen.

Serviertipp
Servieren Sie dazu einen würzigen Dip und e in knusprig gebackenes Körnerbaguette. Unsere dazu passenden Dips finden Sie ab der Seite 97.

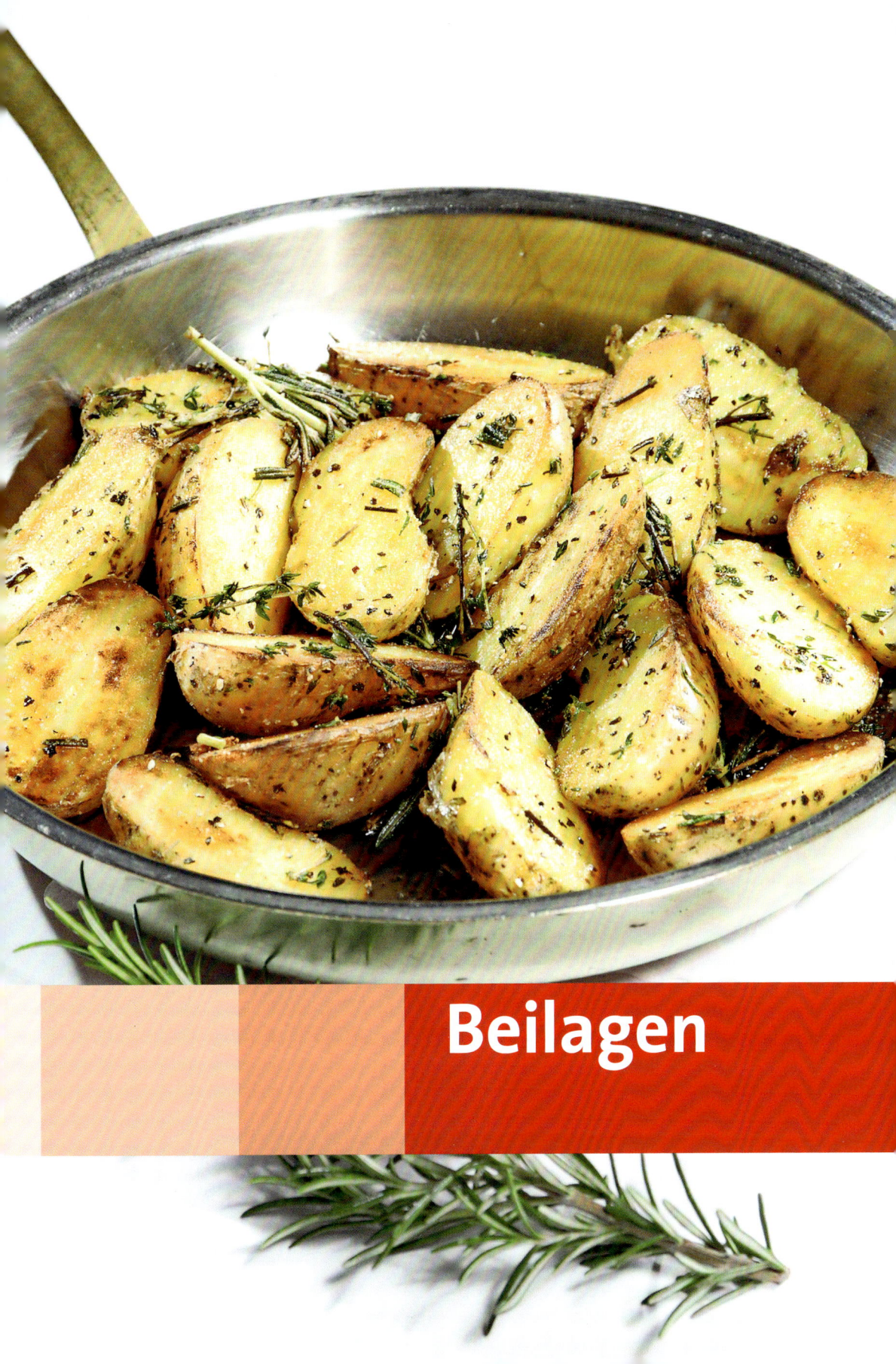

Beilagen

Kräuterkartoffeln

Aromatische Kartoffeln aus der Pfanne, preiswertes Gericht

Zutaten für 2 Portionen

400 g kleine, neue Kartoffeln
2 Knoblauchzehen
2 TL Olivenöl
1 Zweig Rosmarin
1 Zweig Zitronenthymian
Grobes Meersalz
Bunte, ganze Pfefferkörner

Zubereitungszeit
10 Minuten
Garzeit
ca. 15 Minuten

Nährwerte pro Portion
187 Kilokalorien/780 Kilojoule
4 g Eiweiß
5 g Fett
30 g Kohlenhydrate
5 g Ballaststoffe
15 mg Calcium
25 mg Vitamin C

Zubereitung

1| Die Kartoffeln gründlich waschen und im Dampfdrucktopf in 10 Minuten garen. Knoblauch schälen und fein würfeln. Kräuter waschen, trocknen und die Nadeln bzw. die Blättchen abzupfen und grob hacken.

2| Etwas Salz und Pfeffer in einem Mörser grob zerstoßen. Öl in einer großen, beschichteten Pfanne erhitzen und den Knoblauch und die Kartoffeln darin von allen Seiten knusprig anbraten, kurz vor Ende der Garzeit die Kräuter und die Gewürze dazugeben und fertig braten.

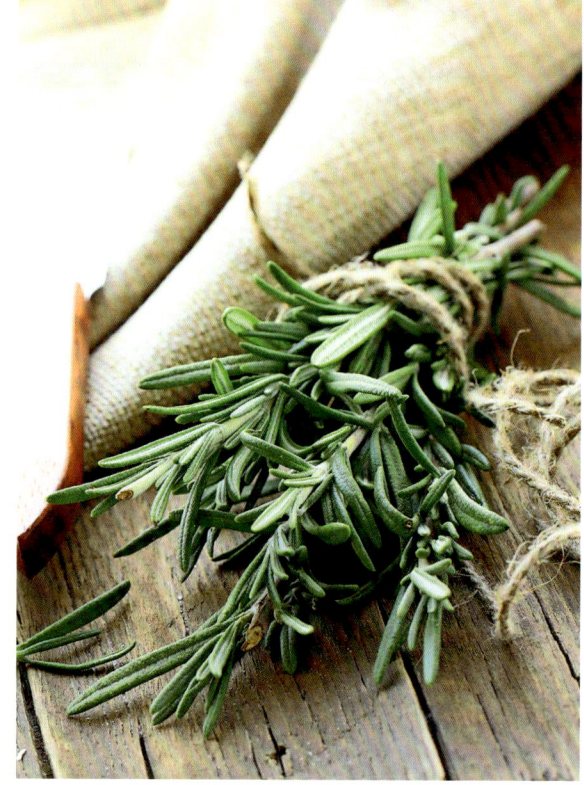

Kartoffeln India

Exotisch gewürzt – schmeckt nach Orient

Zutaten für 2 Portionen

400 g neue Kartoffeln
1 kleine Zwiebel
1 EL Sojaöl
1 kleines Stück Ingwer
1 Knoblauchzehe
½ TL Kreuzkümmel
½ TL Koriander
½ TL Zimt
¼ TL Cayennepfeffer
¼ TL Kurkuma
Salz, Pfeffer

Zubereitungszeit
15 Minuten
Garzeit
ca. 30 Minuten

Nährwerte pro Portion
220 Kilokalorien/920 Kilojoule
5 g Eiweiß
8 g Fett
31 g Kohlenhydrate
5 g Ballaststoffe
22 mg Calcium
27 mg Vitamin C

Zubereitung

1| Kartoffeln waschen, schälen und in ca. 1 bis 2 cm dicke Scheiben schneiden.
2| Zwiebel schälen und fein würfeln. Ingwer und Knoblauch schälen und fein würfeln. Öl erhitzen, Zwiebelwürfel darin glasig dünsten, Kreuzkümmel und Koriander dazugeben und anrösten. Die Ingwer- und Knoblauchwürfel und die restlichen Gewürze zugeben und mit ca. 60 ml Wasser ablöschen. Weitere 2 Minuten köcheln lassen, bis eine pastenartige Masse entsteht.
3| Die Kartoffeln und 100 ml Wasser hinzufügen und ca. 20 bis 25 Minuten garen.

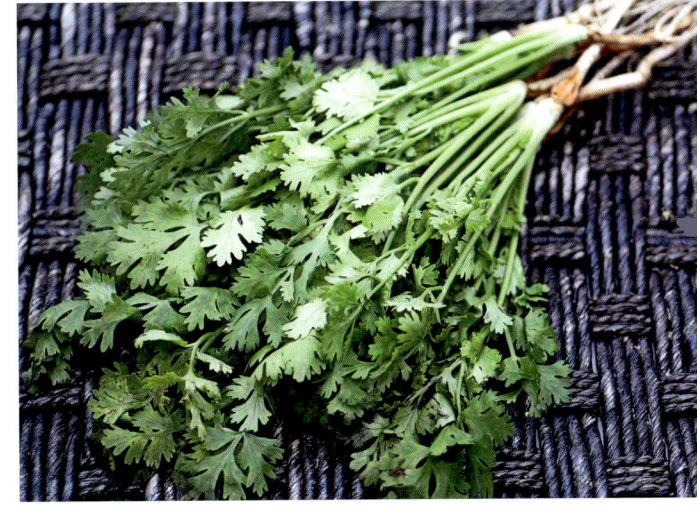

Rotes Kartoffelpüree

Preiswerte, sättigende Beilage

Zutaten für 2 Portionen

400 g Kartoffeln
Salz
1 rote Paprikaschote
1 Knoblauchzehe
¼ TL Kurkuma
¼ TL Paprikapulver edelsüß
2 EL Olivenöl

Zubereitungszeit
ca. 25 Minuten
Garzeit
ca. 20 Minuten

Nährwerte pro Portion
289 Kilokalorien/1208 Kilojoule
5 g Eiweiß
15 g Fett
32 g Kohlenhydrate
6 g Ballaststoffe
16 mg Calcium
81 mg Vitamin C

Zubereitung

1| Den Grill im Backofen vorheizen bzw. den Backofen auf höchste Stufe einschalten.
2| Kartoffeln waschen und in einem Dampfeinsatz über kochendem Wasser in ca. 20 Minuten weich garen.
3| Paprikaschote waschen, halbieren und Kerne und Stiel entfernen. Unter dem heißen Grill 8 bis 10 Minuten braten. Etwas abkühlen lassen, Haut abziehen und die Paprika in kleine Stücke schneiden.
4| Knoblauch schälen und fein hacken, zusammen mit den Gewürzen, dem Öl, ½ Teelöffel Salz und der Paprika in ein hohes Gefäß geben und mit einem Pürierstab musig zerkleinern.
5| Kartoffeln am Ende der Garzeit abgießen, schälen und mit den Schneebesen des Handrührgeräts durchrühren. Die Paprikamasse zugeben und nochmals durchrühren.

Küchentipp
Falls Sie keinen Dämpfeinsatz besitzen, können die Kartoffeln auch in wenig Salzwasser oder einem Dampfdrucktopf gegart werden.

Lauchpüree

Calciumreiche Gemüsebeilage

Zutaten für 2 Portionen

½ kg Lauch
1 EL Rapsöl
Salz, Pfeffer, Muskatnuss
1 Stück Parmesan (ca. 30 g)

Zubereitungszeit
ca. 10 Minuten
Garzeit
ca. 15 Minuten

Nährwerte pro Portion
187 Kilokalorien/782 Kilojoule
10 g Eiweiß
14 g Fett
6 g Kohlenhydrate
5 g Ballaststoffe
385 mg Calcium
27 mg Vitamin C

Zubereitung

1| Lauch putzen, der Länge nach halbieren und unter kaltem, fließendem Wasser gründlich waschen. Lauchstangen in halbe Ringe schneiden und gut abtropfen lassen, Öl erhitzen und die Lauchringe darin andünsten. ½ Glas Wasser zugießen, würzen und ca. 10 bis 15 Minuten zugedeckt köcheln lassen.

2| Parmesan fein reiben, den Lauch am Ende der Garzeit mit einem Pürierstab und dem Parmesan mixen, ggf. nochmals abschmecken.

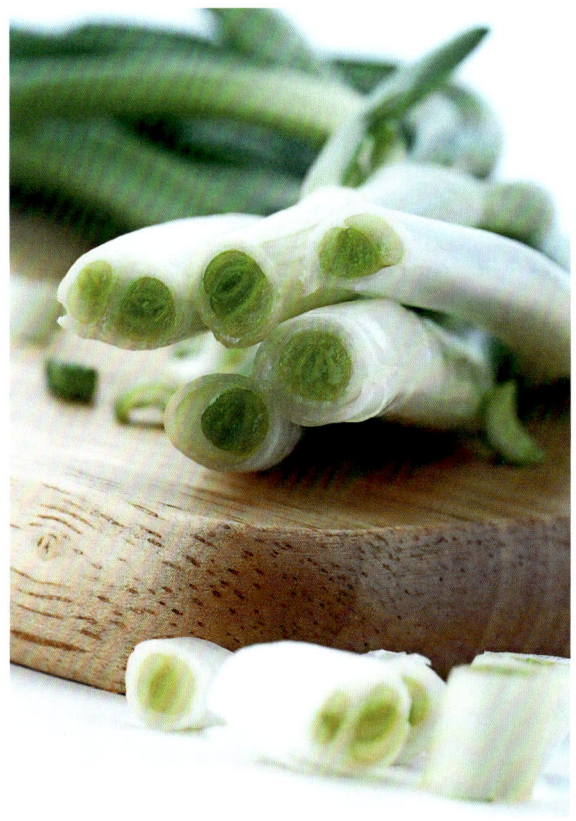

Hokkaido-Spätzle

Spätzle mit Herbstaroma

Zutaten für 2 Portionen

125 g Hokkaidokürbis
125 g Dinkelmehl, Typ 630
125 g Vollkornmehl
2 Eier
1 kleines Glas Milch,
　1,5 % Fett (100 ml)
½ TL Salz

Zubereitungszeit
ca. 10 Minuten
Ruhezeit
ca. 15 Minuten
Garzeit
ca. 50 Minuten

Nährwerte pro Portion
541 Kilokalorien/2262 Kilojoule
24 g Eiweiß
10 g Fett
88 g Kohlenhydrate
9 g Ballaststoffe
142 mg Calcium

Zubereitung

1| Für das Kürbismus den Hokkaidokürbis im Backofen ca. 30 bis 40 Minuten bei 160 °C garen.
2| Alle Zutaten mit dem Schneebesen des Handrührgerätes miteinander verrühren und den Teig ca. 15 Minuten ruhen lassen.
3| In einem großen Topf reichlich Salzwasser zum Kochen bringen und den Spätzleteig portionsweise durch einen Spätzlehobel oder eine Spätzlepresse in das kochende Wasser geben. Spätzle einmal aufwallen lassen, herausnehmen, warm stellen und restlichen Teig zu Spätzle verarbeiten.

Küchentipp
Die Spätzle lassen sich nach dem Abkühlen auch prima einfrieren, daher gleich die doppelte Menge zubereiten und so auf die Schnelle selbst gemachte Spätzle zaubern.

Knoblauch-Risotto

Für Knoblauchliebhaber ein großer Genuss

Zutaten für 2 Portionen

½ Bund Thymian
1 frische Knoblauchzwiebel
1 EL Olivenöl
½ l Gemüsebrühe
1 Stück Parmesankäse (40 g)
1 Zwiebel
125 g Risotto-Reis
Salz, Pfeffer

Zubereitungszeit
ca. 20 Minuten
Garzeit
ca. 40 Minuten

Nährwerte pro Portion
417 Kilokalorien/1744 Kilojoule
14 g Eiweiß
15 g Fett
57 g Kohlenhydrate
2 g Ballaststoffe
259 mg Calcium
11 mg Vitamin C

Zubereitung

1| Den Backofen auf 200 °C (Ober- und Unterhitze) vorheizen. Thymian waschen und trocknen.
2| Knoblauch quer halbieren und in eine feuerfeste Form geben, mit der Hälfte des Öls beträufeln und zusammen mit dem Thymian im heißen Ofen ca. 20 bis 30 Minuten garen.
3| Die Brühe einmal aufkochen, den Parmesan fein reiben, die Zwiebel schälen und fein würfeln. Restliches Öl sanft erhitzen, die Zwiebelwürfel und den Reis darin glasig andünsten. Mit etwas Brühe ablöschen, unter Rühren die Flüssigkeit verdampfen lassen und nach und nach mit der gesamten Brühe aufgießen.
4| Das Risotto mit den Gewürzen abschmecken, den weichen Knoblauch und den Thymian unter das Risotto mischen.

Kresse-Risotto

Ein aromatisches Reisgericht

Zutaten für 2 Portionen

500 ml Geflügelbrühe
1 Zwiebel
1 EL Olivenöl
125 g Risotto-Reis
2 Stiele Dill
2 Zweige Petersilie
1 Stück Parmesan (40 g)
Salz, Pfeffer
½ Kästchen Brunnenkresse oder Gartenkresse

Zubereitungszeit
ca. 10 Minuten
Garzeit
25–30 Minuten

Nährwerte pro Portion
457 Kilokalorien/1911 Kilojoule
14 g Eiweiß
21 g Fett
52 g Kohlenhydrate
2 g Ballaststoffe
344 mg Calcium
14 mg Vitamin C

Zubereitung

1| Geflügelbrühe in einem kleinen Topf zum Kochen bringen und warmhalten.
2| Zwiebel schälen und fein würfeln. Kräuter waschen, trocknen, Blättchen abzupfen und fein hacken.
3| Öl auf niedriger Stufe erwärmen und die Zwiebelwürfel darin glasig andünsten, den Reis zugeben und ebenfalls glasig mitdünsten. Mit etwas Brühe ablöschen und auf mittlerer Hitze köcheln lassen. Sobald die Brühe verkocht ist, wieder etwas Brühe zugießen und so nach und nach die gesamte Brühe zum Risotto gießen.
4| Risotto mit Salz und Pfeffer würzen, Parmesan fein reiben und am Ende der Garzeit (nach ca. 20 Minuten) zusammen mit den Kräutern unter das Risotto mischen. Ggf. nochmals abschmecken.

Kräuterweizen

Ballaststoffreich

Zutaten für 2 Portionen

120 g Weizenkörner
1 Zwiebel
1 Knoblauchzehe
1 rote Paprikaschote
½ kleines Bund Petersilie
1 TL Olivenöl
Salz, Pfeffer, Paprikapulver edelsüß
1 EL Zitronensaft

Zubereitungszeit
ca. 15 Minuten
Einweichzeit
ca. 8 Stunden
Garzeit
ca. 1 Stunde 20 Minuten

Nährwerte pro Portion
238 Kilokalorien/995 Kilojoule
8 g Eiweiß
5 g Fett
40 g Kohlenhydrate
8 g Ballaststoffe
44 mg Calcium
79 mg Vitamin C

Zubereitung

1| Weizenkörner in einem Sieb kalt abspülen, in 200 ml Wasser über Nacht einweichen. In der Einweichflüssigkeit ca. 40 bis 50 Minuten kochen, die Herdplatte ausstellen und ca. 30 Minuten nachquellen lassen.
2| Zwiebel und Knoblauch schälen, Paprikaschote waschen, halbieren, entkernen und Paprika in kleine Würfel schneiden. Petersilie waschen, trocknen, Blättchen abzupfen und fein hacken.
3| Öl erhitzen und die Zwiebel- und Knoblauchwürfel darin glasig andünsten, Paprikawürfel zugeben und einige Minuten mitgaren. Mit Gewürzen, Petersilie und Zitronensaft abschmecken und unter den abgetropften Weizen mischen. Ggf. nochmals nachwürzen.

Küchentipp
Wenn es schnell gehen soll, können Sie auch bereits vorgekochte Weizenkörner verwenden, z. B. Ebly Weizen. Sie werden auch als Zartweizen bezeichnet.

Tagliatelle Tricolore

Gruß aus Italien – eine ballaststoffreiche Beilage durch viel Gemüse

Zutaten für 2 Portionen

130 g Tagliatelle
Salz
1 Karotte
1 Zucchini
1 EL Olivenöl
Pfeffer
1 Handvoll frische Kräuter,
  z. B. Basilikum, Oregano,
  Zitronenthymian

Zubereitungszeit
ca. 10 Minuten
Garzeit
ca. 10 Minuten

Nährwerte pro Portion
339 Kilokalorien/1416 Kilojoule
11 g Eiweiß
9 g Fett
52 g Kohlenhydrate
8 g Ballaststoffe
85 mg Calcium
23 mg Vitamin C

Zubereitung

1| In einem Topf reichlich Salzwasser zum Kochen bringen und die Nudeln nach Packungsanweisung al dente garen.
2| Karotte und Zucchini waschen, putzen, Karotte schälen und beide Gemüse mit einem Sparschäler in dünne Streifen schneiden.
3| Öl in einer beschichteten Pfanne erhitzen und die Karottenstreifen darin andünsten. Nach 3 Minuten die Zucchinistreifen zugeben und eine weitere Minute mitgaren. Mit Salz und Pfeffer würzen.
4| Die Kräuter waschen, trocknen, die Blättchen abzupfen und fein hacken.
5| Vom Nudelwasser ca. 30 bis 50 ml abmessen, die Nudeln abgießen und gut abtropfen lassen. Die Nudeln mit den vorbereiteten Gemüsestreifen mischen, etwas Nudelwasser und die Kräuter dazugeben und gut vermengen, ggf. nochmals abschmecken.

Küchentipp
Um den Calciumgehalt der Nudeln zu erhöhen, reiben Sie etwas Parmesan über die Nudeln.

Spaghetti aglio olio

Der Klassiker, gelingt leicht

Zutaten für 2 Portionen

130 g Vollkornspaghetti
Salz
3 Knoblauchzehen
1 rote Chilischote
1 Handvoll frische Kräuter,
  z. B. Basilikum, Thymian,
  Majoran
1 Stück Parmesan (ca. 40 g)
1½ EL Olivenöl
Pfeffer

Zubereitungszeit
ca. 15 Minuten
Garzeit
ca. 10 Minuten

Nährwerte pro Portion
412 Kilokalorien/1720 Kilojoule
16 g Eiweiß
21 g Fett
41 g Kohlenhydrate
8 g Ballaststoffe
275 mg Calcium

Zubereitung

1| In einem Topf reichlich Salzwasser zum Kochen bringen, die Spaghetti nach Packungsanweisung al dente garen.
2| Knoblauchzehen schälen und in feine Würfel schneiden. Chilischote waschen, halbieren, Kerne und Samenwände entfernen und Chili ebenfalls fein würfeln.
3| Kräuter waschen, trocknen, Blättchen abzupfen und fein hacken. Parmesan auf einer Küchenreibe grob raspeln.
4| Öl erhitzen und die Knoblauch- und Chiliwürfel darin glasig andünsten. Mit Salz und Pfeffer würzen und die abgetropften Nudeln, die Kräuter und den Parmesan zugeben, alles gut vermengen und gleich servieren.

Küchentipp
Waschen Sie nach dem Vorbereiten der Chilischote gut Ihre Hände.

Butternusskürbis aus dem Ofen

Leckerer Ofengenuss, geht schnell

Zutaten für 2 Portionen

½ kleiner Butternutkürbis
1 kleine, blaue Zwiebel
1 Knoblauchzehe
1 EL weißer Balsamicoessig
1 EL Olivenöl
1 TL Honig
Salz, Pfeffer, Muskatnuss, Zimt
1 Spritzer Zitronensaft

Zubereitungszeit
ca. 15 Minuten
Marinierzeit
ca. 15 Minuten
Garzeit
25–30 Minuten

Nährwerte pro Portion
141 Kilokalorien/589 Kilojoule
2 g Eiweiß
8 g Fett
13 g Kohlenhydrate
5 g Ballaststoffe
47 mg Calcium
25 mg Vitamin C

Zubereitung

1| Backofen auf 200 °C (Ober- und Unterhitze) vorheizen. Den Kürbis waschen, schälen, putzen, Kerne entfernen und in ca. 1,5 cm dicke Scheiben schneiden. Zwiebel und Knoblauch schälen, Zwiebel in schmale Scheiben schneiden, Knoblauch fein würfeln.

2| Aus Essig, Öl, Honig, Gewürzen und Zitronensaft eine Marinade herstellen und die Kürbisstücke, die Zwiebelscheiben und die Knoblauchwürfel darin 15 Minuten marinieren.

3| Ein Backblech mit Backpapier auslegen und die marinierten Gemüsestücke darauf verteilen, im heißen Ofen ca. 25 bis 30 Minuten backen.

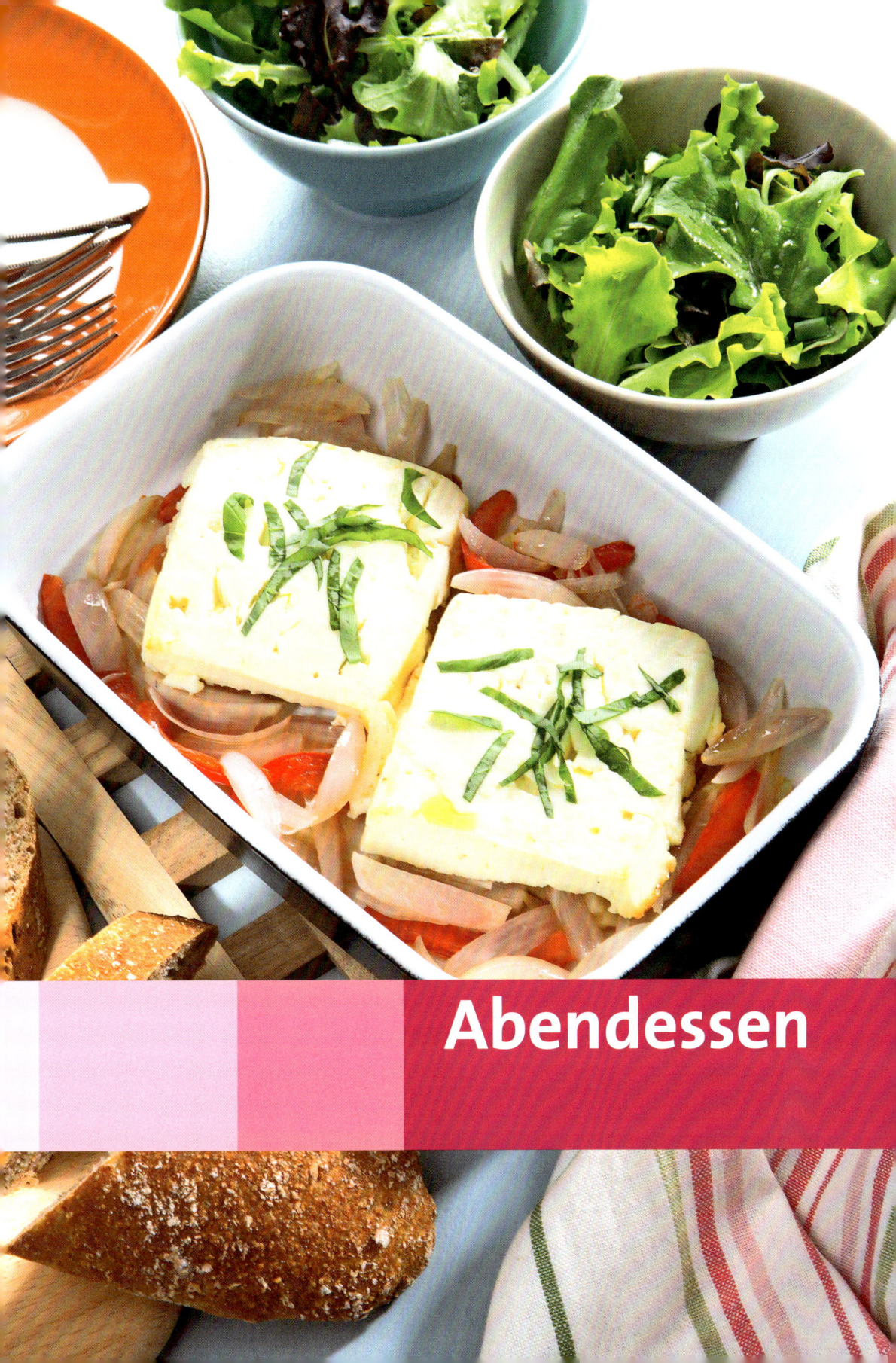

Abendessen

Kräuter-Obatzer-Schnittchen

Ein Gruß aus Bayern, gelingt leicht

Zutaten für 2 Portionen

3 Ecken Camembert,
  30 % Fett i. Tr. (ca. 90 g)
2 geh. EL Magerquark
2 Frühlingszwiebeln
1 EL geh. Kräuter,
  z. B. Kerbel, Petersilie
Salz, Pfeffer, Paprikapulver
  edelsüß
1 Stück Rettich (120 g)
4 Scheiben Sonnenblumen-
  vollkornbrot

Zubereitungszeit
ca. 10 Minuten

Nährwerte pro Portion
332 Kilokalorien/1389 Kilojoule
22 g Eiweiß
9 g Fett
39 g Kohlenhydrate
10 g Ballaststoffe
358 mg Calcium
20 mg Vitamin C

Zubereitung

1| Camembert in kleine Stücke schneiden und zusammen mit dem Quark in eine Schüssel geben. Frühlingszwiebeln waschen, putzen und in schmale Ringe schneiden. Zwiebelringe, Kräuter und Gewürze mit einer Gabel unter den Camembert und den Quark mischen.

2| Rettich waschen, putzen, schälen und den Rettich in schmale Scheiben schneiden oder mit einem Küchenhobel fein hobeln.

3| Obatzer auf den Brotscheiben verteilen und mit den Rettichscheiben belegen, salzen und pfeffern.

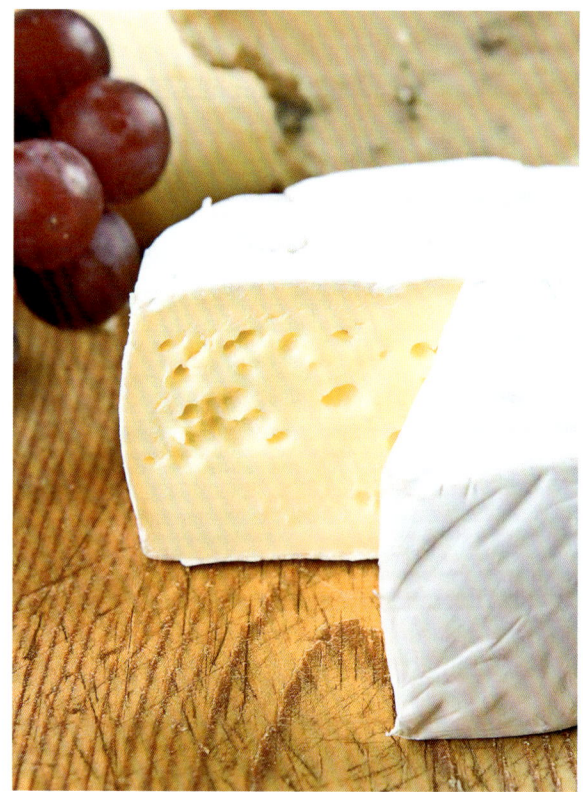

Dinkelbrot mit Tomaten-Frischkäse

Geht schnell, schmeckt herrlich frisch

Zutaten für 2 Portionen

1 Handvoll Basilikumblätter
1 Knoblauchzehe
2 mittlere Tomaten
4 EL Ziegenfrischkäse, fettreduziert
1 Handvoll Rucolablätter
Salz, Pfeffer
4 Scheiben Dinkelvollkornbrot

Zubereitungszeit
ca. 15 Minuten

Nährwerte pro Portion
371 Kilokalorien/1550 Kilojoule
16 g Eiweiß
15 g Fett
42 g Kohlenhydrate
9 g Ballaststoffe
102 mg Calcium
18 mg Vitamin C

Zubereitung

1| Basilikum waschen, trocknen, die Blättchen abzupfen und in schmale Streifen schneiden. Knoblauchzehe schälen und fein würfeln. Die Tomaten waschen, halbieren, Strunk entfernen und die Tomatenhälften in kleine Würfel schneiden. Den Frischkäse glatt rühren, Basilikumstreifen, Knoblauch- und Tomatenwürfel untermischen und mit Salz und Pfeffer würzig abschmecken.

2| Die Brotscheiben toasten, etwas abkühlen lassen, Rucola waschen, ggf. verlesen und etwas zerkleinern. Den Frischkäse auf den Brotscheiben verteilen und mit dem Rucola garniert servieren.

Toast Caprese

Italienische Grüße – ideal am lauen Sommerabend

Zutaten für 2 Portionen

2 mittlere Tomaten
1 Kugel Mozzarella, fettreduziert
1 Handvoll Basilikumblätter
4 Scheiben Vollkorntoastbrot
Salz, Pfeffer
1 Ei
4 EL Milch, 1,5 % Fett
1 EL Olivenöl

Zubereitungszeit
ca. 10 Minuten
Garzeit
4–6 Minuten

Nährwerte pro Portion
470 Kilokalorien/1965 Kilojoule
23 g Eiweiß
20 g Fett
50 g Kohlenhydrate
6 g Ballaststoffe
363 mg Calcium
17 mg Vitamin C
5 mg Vitamin E

Zubereitung

1| Tomaten waschen, halbieren, Strunk entfernen und die Tomaten in schmale Scheiben schneiden. Mozzarella in dünne Scheiben schneiden. Basilikumblätter waschen, trocknen.

2| Zwei Toastbrote mit Tomaten- und Mozzarellascheiben belegen, Basilikumblätter darauf verteilen und mit Salz und Pfeffer würzen. Restliche Brotscheiben auflegen und gut festdrücken.

3| Ei und Milch mit einem Schneebesen verquirlen, mit Salz und Pfeffer würzen, Toastbrot-Sandwichs in die Ei-Milch-Mischung legen und einmal vorsichtig wenden.

4| Öl in einer beschichteten Pfanne erhitzen und die beiden Toasts darin auf beiden Seiten 2 bis 3 Minuten goldbraun anbraten.

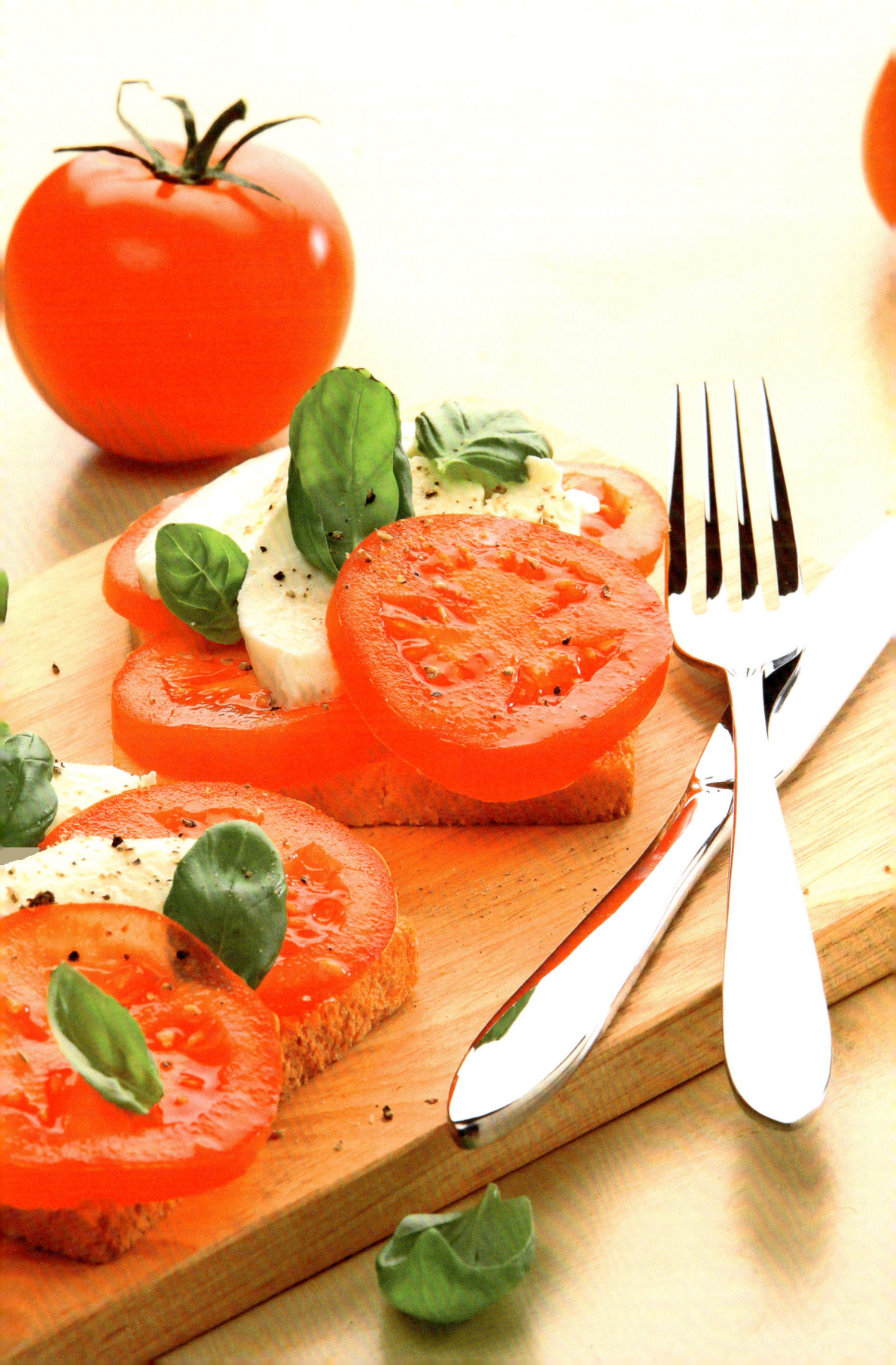

Käseröllchen mit Toastbrot

Calciumhaltiger Genuss zum Abendessen

Zutaten für 2 Portionen

2 EL Frischkäse, fettreduziert
2 TL Milch, 1,5 % Fett
2 geh. EL Kresse
Pfeffer, Salz
4 Schnittkäse, 30 % Fett i. Tr.
1 kleine, rote Paprikaschote
4 Scheiben Vollkorntoastbrot

Zubereitungszeit
ca. 10 Minuten

Nährwerte pro Portion
379 Kilokalorien/1584 Kilojoule
25 g Eiweiß
17 g Fett
32 g Kohlenhydrate
5 g Ballaststoffe
614 mg Calcium
66 mg Vitamin C
2,5 mg Vitamin E

Zubereitung

1| Frischkäse und Milch glatt rühren. Kresse waschen und mit der Kresse und den Gewürzen abschmecken. Die Käsescheiben mit der Frischkäsemasse bestreichen und aufrollen. Paprikaschote waschen, halbieren, Stiel und Samen und Samenwände entfernen und in kleine Würfel schneiden.

2| Toastscheiben toasten und mit den Emmentalerröllchen und den Paprikawürfel garniert servieren.

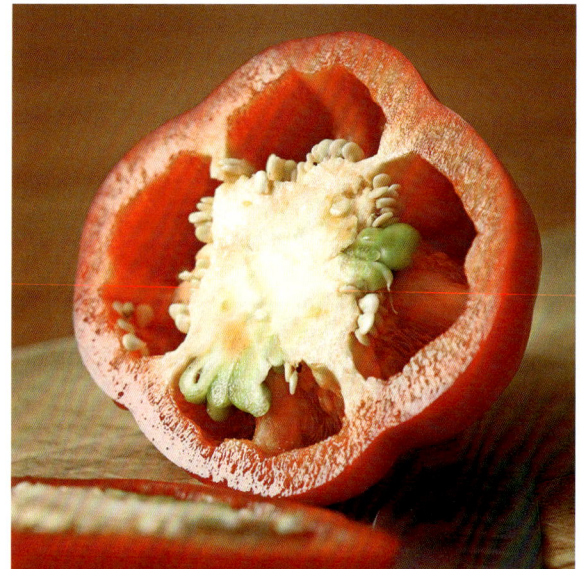

Knoblauch-Kräuter-Brote aus der Pfanne

Die preiswerte und pikante Variante des Klassikers „Arme Ritter"

Zutaten für 2 Portionen

4 Scheiben fein gemahlenes Vollkornbrot
2 Knoblauchzehen
1 Stück Parmesan (ca. 30 g)
2 kleine Eier
2 EL Kondensmilch, 4 % Fett
Salz, Pfeffer
1 Zweig Zitronenthymian
1 Zweig Oregano
1 EL Olivenöl

Zubereitungszeit
ca. 10 Minuten
Garzeit
ca. 4 Minuten

Nährwerte pro Portion
423 Kilokalorien/1770 Kilojoule
19 g Eiweiß
20 g Fett
40 g Kohlenhydrate
9 g Ballaststoffe
281 mg Calcium

Zubereitung

1| Die Brotscheiben halbieren, Knoblauchzehen schälen und in kleine Würfel schneiden. Parmesan auf einer Küchenreibe dazu reiben. Eier und Kondensmilch mit einem Schneebesen verquirlen und mit Salz und Pfeffer würzen.

2| Kräuter waschen, trocknen, Blättchen abzupfen, fein hacken und zusammen mit dem Knoblauch und dem Parmesan unter die verquirlten Eier rühren.

3| Die Brote in die Eiermasse legen und darin wenden, Öl in einer beschichteten Pfanne erhitzen und die abgetropften Brote darin von beiden Seiten (pro Seite ca. 2 Minuten) knusprig backen.

Serviertipp
Genießen Sie die knusprigen Pfannenbrote mit einem unserer Salate. Ein leckeres Rezept finde Sie auf der Seite 63.

Gesundheitstipp
Wer auf Eier verzichten möchte, kann alternativ Ei-Ersatz-Pulver aus dem Reformhaus verwenden.

Schafskäse aus dem Ofen

Knuspriger Ofenspaß, gelingt leicht

Zutaten für 2 Portionen

4 Schalotten
1 Knoblauchzehe
2 reife Tomaten
1 Stück Schafskäse, fettreduziert (ca. 200 g)
1 EL Olivenöl
Pfeffer
1 Zweig Basilikum

Zubereitungszeit
ca. 15 Minuten
Garzeit
ca. 20 Minuten

Nährwerte pro Portion
249 Kilokalorien/1041 Kilojoule
11 g Eiweiß
12 g Fett
3 g Kohlenhydrate
1 g Ballaststoffe
470 mg Calcium
18 mg Vitamin C

Zubereitung

1| Den Backofen auf 240 °C (Ober- und Unterhitze) vorheizen.

2| Schalotten und Knoblauchzehe schälen, Schalotten in schmale Streifen schneiden, Knoblauch fein würfeln. Tomaten waschen, halbieren, Strunk entfernen und Tomaten in schmale Scheiben schneiden.

3| Eine Auflaufform mit etwas Öl leicht einfetten, das vorbereitete Gemüse einschichten und den abgetropften Schafskäse darauf setzen. Restliches Öl darüber träufeln und im heißen Ofen ca. 15 bis 20 Minuten backen.

4| Basilikum waschen, Blättchen abzupfen und in schmale Streifen schneiden. Über den gebackenen Käse die Basilikumstreifen streuen und gleich servieren.

Serviertipp
Essen Sie zu dem herrlich aromatischen Ofenkäse ein knusprig aufgebackenes Körnerbaguette und einen knackigen Blattsalat. Eine paar Rezepte zu leckeren Salaten finden Sie ab Seite 63.

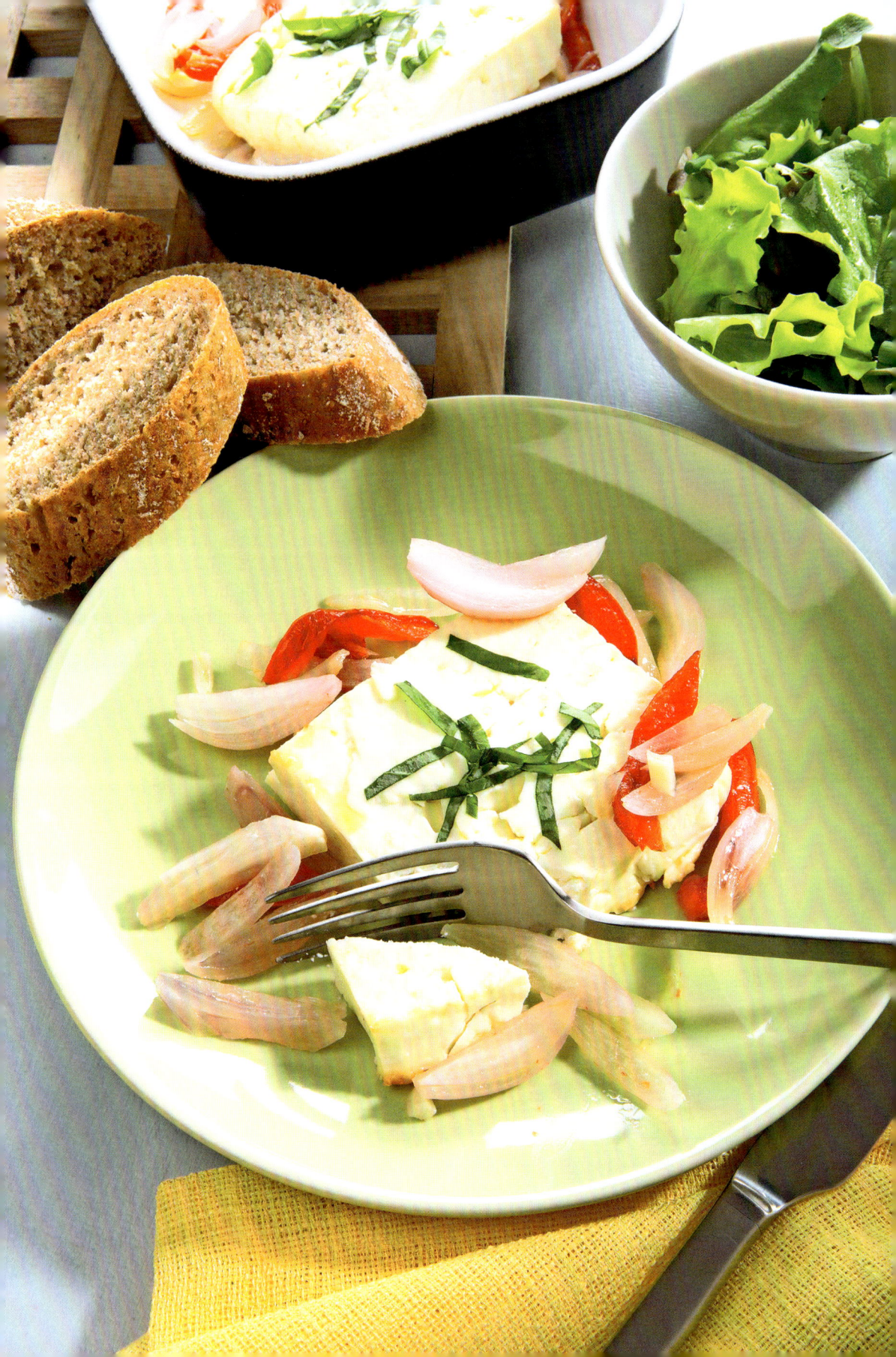

Frühlingsschmarren mit Lachs

Gelingt leicht

Zutaten für 2 Portionen

3 junge Karotten
4 Frühlingszwiebeln
4 geh. EL Erbsen (Dose)
2 kleine Eier
60 g Dinkelmehl, Typ 630
6 EL Milch, 1,5 % Fett
Salz, Pfeffer, Muskatnuss
1 EL Rapsöl
2 Scheiben geräucherter Lachs

Zubereitungszeit
ca. 10 Minuten
Ruhezeit
ca. 10 Minuten
Garzeit
ca. 15 Minuten

Nährwerte pro Portion
380 Kilokalorien/1590 Kilojoule
21 g Eiweiß
18 g Fett
33 g Kohlenhydrate
6 g Ballaststoffe
147 mg Calcium
16 mg Vitamin C
5 mg Vitamin E
0,5 g Omega-3-Fettsäuren

Zubereitung

1| Karotten und Frühlingszwiebeln waschen, putzen, Karotten schälen und in kleine Würfel schneiden. Frühlingszwiebeln in schmale Ringe schneiden. Erbsen abtropfen lassen.

2| Aus Eiern, Mehl, Milch und Gewürzen einen Pfannkuchenteig herstellen und ca. 10 Minuten ruhen lassen.

3| Öl erhitzen und die Karotten und die Zwiebelringe darin 4 Minuten andünsten. Erbsen hinzufügen, den Pfannkuchenteig über das Gemüse geben und bei mittlerer Hitze ca. 5 Minuten braten. Teig halbieren, vierteln und in grobe Stücke zerrupfen, wenden und weitere 3 Minuten knusprig braten.

4| Lachs in schmale Streifen schneiden und über den Gemüseschmarren streuen.

Gesundheitstipp

Wer auf Eier verzichten möchte, kann alternativ Ei-Ersatz-Pulver aus dem Reformhaus verwenden.

Toast Sylter Art

Geht schnell, schmeckt nach mehr

Zutaten für 2 Portionen

- 4 Scheiben Vollkorntoastbrot
- 1 geh. EL Frischkäse, fettreduziert
- 1 TL Meerrettich (Glas)
- 1 EL Schnittlauchröllchen
- 4 kleine Champignons (ca. 40 g)
- 2 Blätter Eisbergsalat
- 2 Scheiben geräucherter Lachs

Zubereitungszeit
ca. 15 Minuten

Nährwerte pro Portion
338 Kilokalorien/1412 Kilojoule
16 g Eiweiß
9 g Fett
47 g Kohlenhydrate
6 g Ballaststoffe
72 mg Calcium
0,5 g Omega-3-Fettsäuren

Zubereitung

1| Toastbrote goldbraun toasten und kurz abkühlen lassen. Frischkäse und Meerrettich verrühren und mit etwas Pfeffer und Schnittlauch würzen.

2| Pilze mit einem Küchenkrepp vom groben Schmutz säubern, ein kleines Stück vom Stiel abschneiden und die Pilze in schmale Scheiben schneiden. Salatblätter waschen, evtl. putzen, trocken schleudern.

3| Zwei Toastbrote mit dem Meerrettichfrischkäse bestreichen, je 1 Salatblatt auflegen, die Champignonscheiben und die Lachsscheiben darauf verteilen und mit den beiden restlichen Toastbrotscheiben belegt servieren.

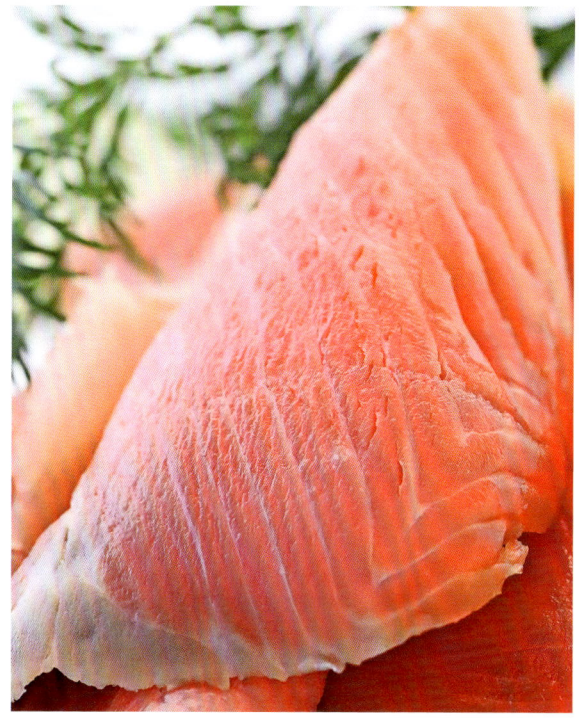

Abendessen

Matjes-Apfel-Brot

Ballaststoffreiches Abendessen mit Omega-3-Fettsäuren

Zutaten für 2 Portionen

- 1 TL Meerrettich
- 1 EL Frischkäse, fettreduziert
- 2 Zweige Dill
- 4 Scheiben Vollkornbrot
- 1 mittlerer Apfel
- 1 EL Zitronensaft
- 2 Scheiben Matjesfilet (ca. 200 g)

Zubereitungszeit
ca. 15 Minuten

Nährwerte pro Portion
585 Kilokalorien/2446 Kilojoule
28 g Eiweiß
29 g Fett
53 g Kohlenhydrate
12 g Ballaststoffe
11 mg Calcium
13 mg Vitamin C
5 mg Vitamin E
3 mg Omega-3-Fettsäuren

Zubereitung

1| Meerrettich und Frischkäse glatt rühren, Dill waschen, Dillspitzen abzupfen und fein wiegen. Dill unter den Meerrettichfrischkäse rühren. Die Brotscheiben damit bestreichen.

2| Apfel waschen, halbieren, Strunk und Kerngehäuse entfernen und die Apfelhälften in schmale Scheiben schneiden. Apfelscheiben sofort mit dem Zitronensaft beträufeln. Die Apfelscheiben auf den Brotscheiben verteilen. Matjes in mundgerechte Stücke schneiden und auf den vorbereiteten Broten verteilen.

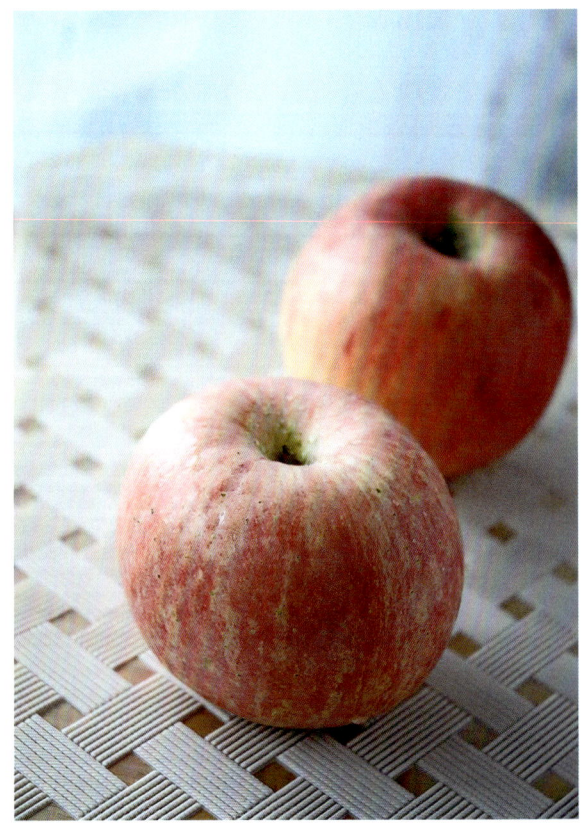

Makrelenbrötchen mit Radieschenquark

Gelingt leicht

Zutaten für 2 Portionen

3 geh. EL Magerquark
1 Spritzer Zitronensaft
½ TL Meerrettich
4 Radieschen
1 EL Schnittlauchröllchen
Salz, Pfeffer
1 Stück Räuchermakrele (ca. 150 g)
2 große Kürbiskernbrötchen (ca. 160 g)

Zubereitungszeit
ca. 10 Minuten

Nährwerte pro Portion
389 Kilokalorien/1624 Kilojoule
30 g Eiweiß
14 g Fett
36 g Kohlenhydrate
6 g Ballaststoffe
107 mg Calcium
1,5 mg Omega-3-Fettsäuren

Zubereitung

1| Quark, Zitronensaft und Meerrettich glatt rühren. Radieschen waschen und auf einer Gemüsereibe grob raffeln. Zusammen mit den Schnittlauchröllchen unter den Quark mischen und mit Salz und Pfeffer abschmecken.

2| Die Brötchen quer aufschneiden und mit dem Quark bestreichen, die Makrele in vier Stücke schneiden und jede Brötchenhälfte mit einem Stück Makrele garnieren.

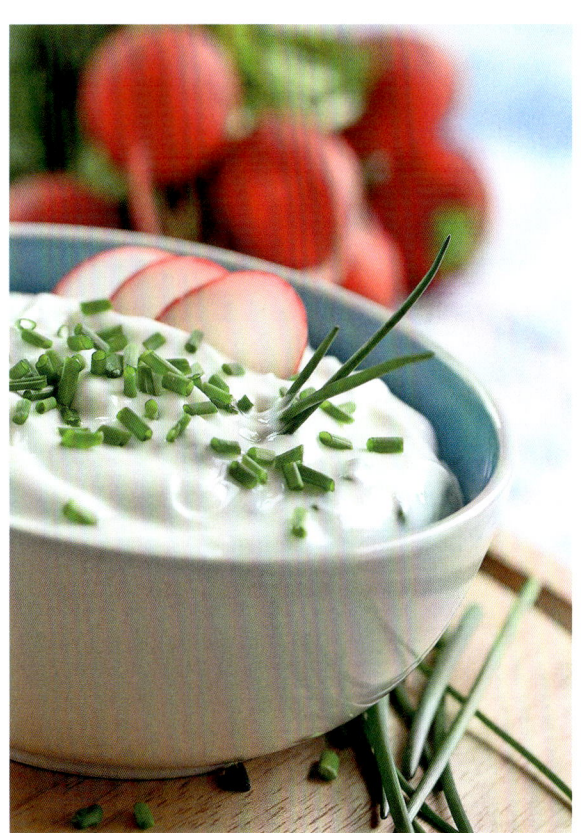

Forellen-Gurken-Brot

Geht schnell

Zutaten für 2 Portionen

1 EL Frischkäse, fettreduziert
1 TL Meerrettich
2 Zweige Dill
4 Scheiben Vollkornbrot, z. B. Sonnenblumen (ca. 200 g)
2 Forellenfilets (à ca. 70 g)
1 Stück Salatgurke (ca. 130 g)

Zubereitungszeit
ca. 10 Minuten

Nährwerte pro Portion
327 Kilokalorien/1365 Kilojoule
24 g Eiweiß
8 g Fett
39 g Kohlenhydrate
9 g Ballaststoffe
62 mg Calcium

Zubereitung

1| Frischkäse und Meerrettich glatt rühren und die Brotscheiben bestreichen. Dill waschen, Dillspitzen abzupfen, grob hacken und auf den Broten verteilen.

2| Die Forellenfilets in vier Stücke zerteilen, Gurke waschen, putzen und in schmale Scheiben schneiden. Forelle und Gurkenscheiben dekorativ auf den Brotscheiben verteilen.

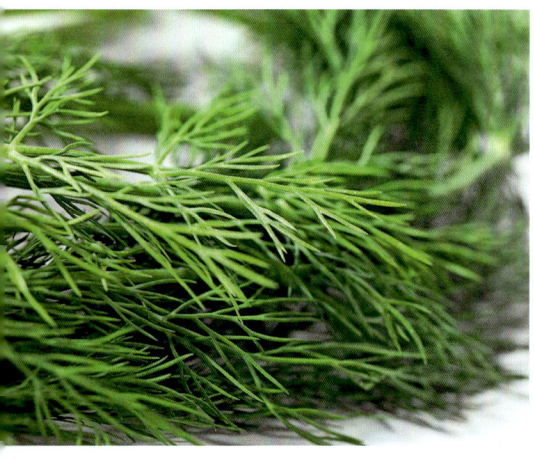

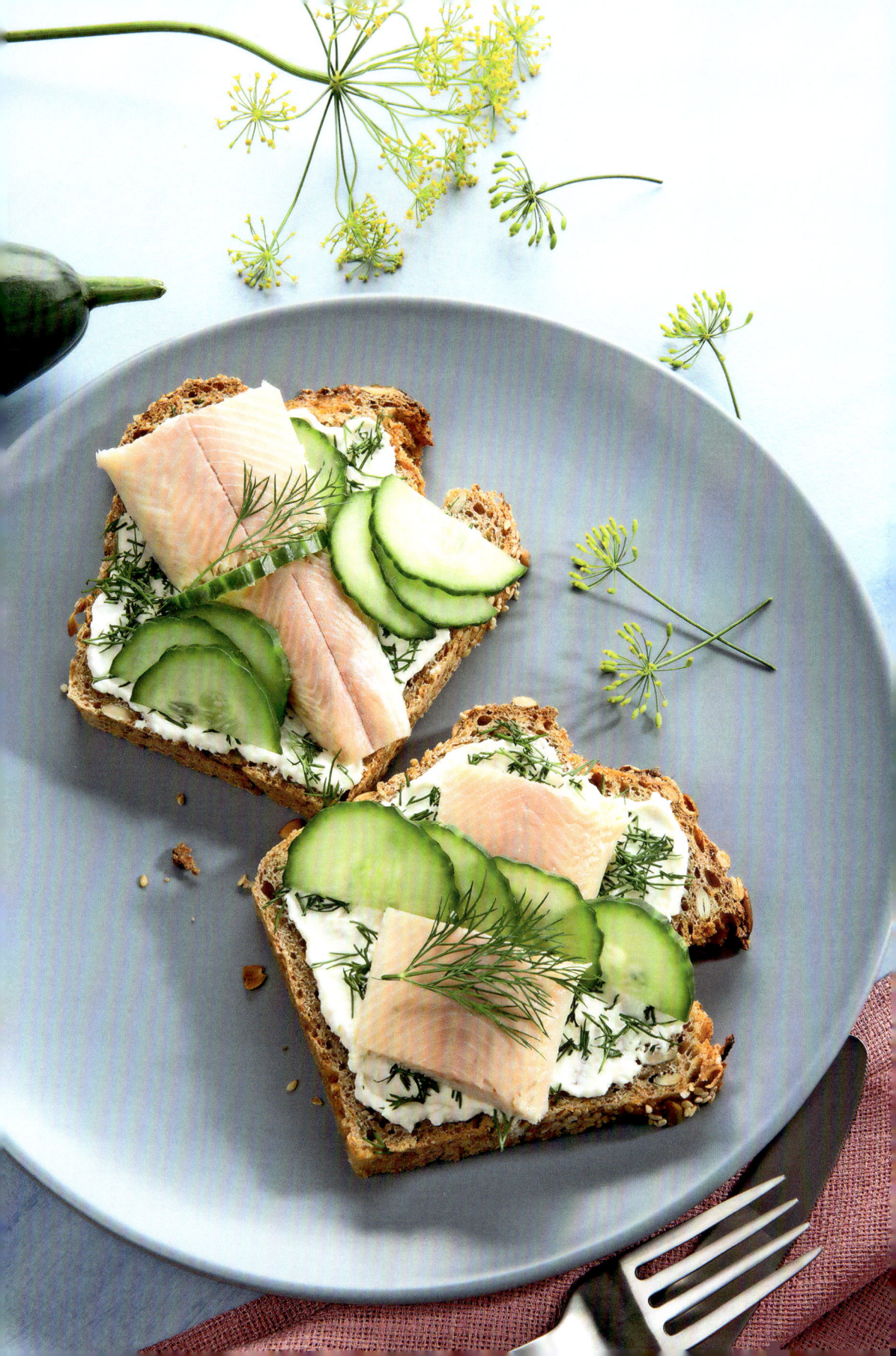

Limburger mit Musik und Pellkartoffeln

Preiswerter Klassiker

Zutaten für 2 Portionen

400 g neue, kleine Kartoffeln
5 Frühlingszwiebeln
1 EL Weißweinessig
1 EL Leinöl
Salz, Pfeffer, Zucker
½ TL Kümmel
150 g Sauermilchkäse,
　z. B. Harzer Roller
2 Zweige Petersilie

Zubereitungszeit
ca. 15 Minuten
Marinierzeit
ca. 5 Minuten
Garzeit
ca. 20 Minuten

Nährwerte pro Portion
343 Kilokalorien/1432 Kilojoule
27 g Eiweiß
13 g Fett
28 g Kohlenhydrate
5 g Ballaststoffe
160 mg Calcium
28 mg Vitamin C
3 g Omega-3-Fettsäuren

Zubereitung

1| Kartoffeln waschen und in einem Dämpftopf ca. 20 Minuten weich kochen.

2| Frühlingszwiebeln waschen, putzen und in feine Ringe schneiden. Aus Essig, Öl, Gewürzen ein Dressing herstellen, Zwiebelringe untermengen.

3| Vom Käse die weiche Rinde abkratzen, den Käse in schmale Scheiben schneiden und mit dem Dressing vermischen, Käse ca. 5 Minuten marinieren.

4| Petersilie waschen, Blättchen abzupfen und fein hacken. Kartoffeln am Ende der Garzeit abdampfen lassen und schälen. Kartoffeln und Käse mit der Petersilie bestreut servieren.

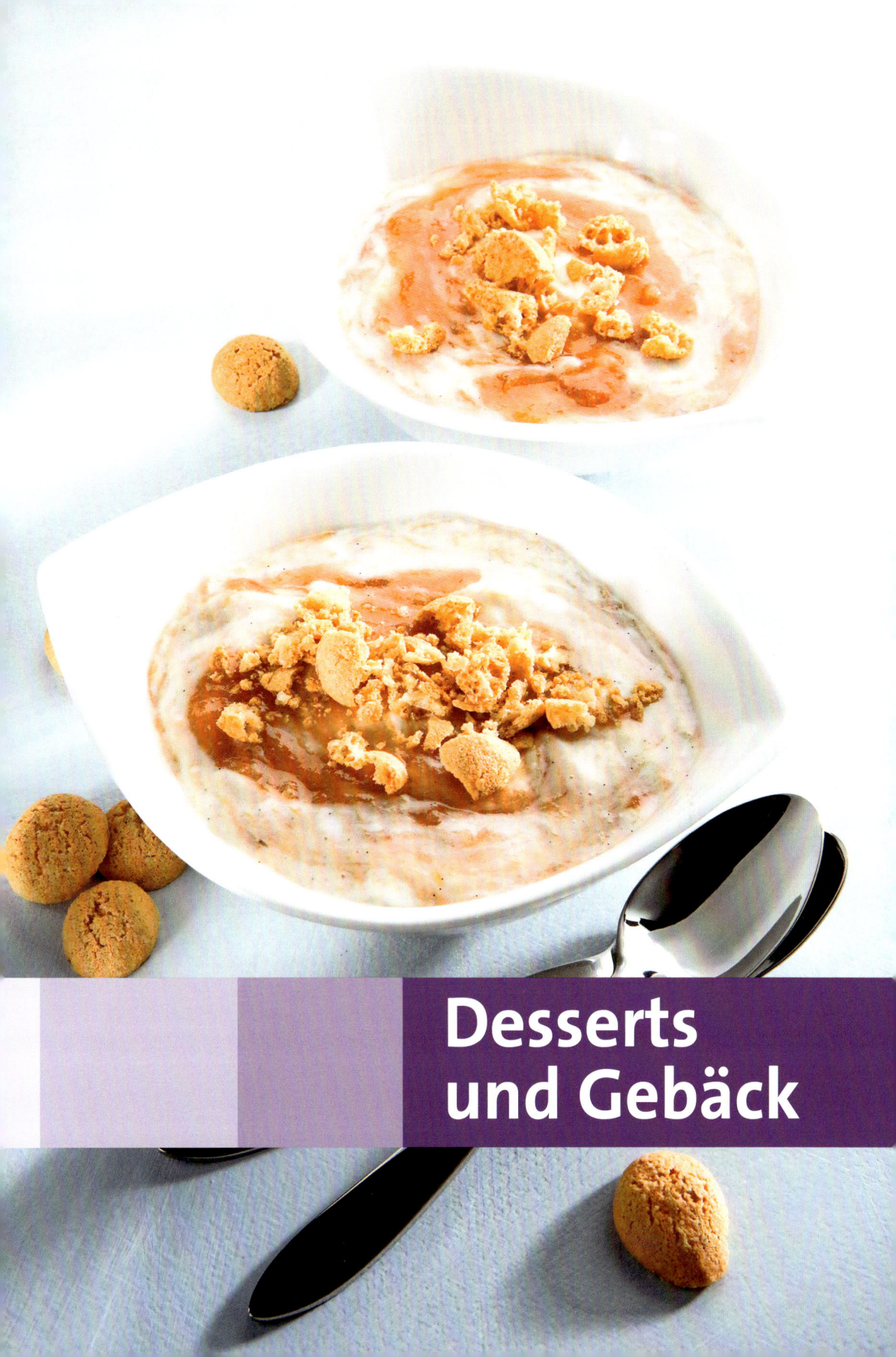

Desserts und Gebäck

Erdbeer-Joghurt-Eis

Ein willkommenes Dessert in der Erdbeerzeit

Zutaten für 2 Portionen

200 g Joghurt, 1,5 % Fett
1 EL Puderzucker
150 g gefrorene Erdbeeren

Zubereitungszeit
ca. 5 Minuten
Gefrierzeit
ca. 15 Minuten

Nährwerte pro Portion
103 Kilokalorien/429 Kilojoule
4 g Eiweiß
2 g Fett
16 g Kohlenhydrate
2 g Ballaststoffe
149 mg Calcium
50 mg Vitamin C

Zubereitung

1| Joghurt, Zucker und gefrorene Erdbeeren mit einem Pürierstab oder einer Küchenmaschine cremig mixen.
2| Sorbet in Dessertschalen füllen und ca. 15 Minuten im Gefrierschrank kühlen.

Küchentipp
Während der Erdbeersaison im Sommer können Sie natürlich frische Früchte verwenden. Dazu 150 g Erdbeeren waschen, putzen, vierteln und im Gefrierbeutel flach liegend über Nacht einfrieren.

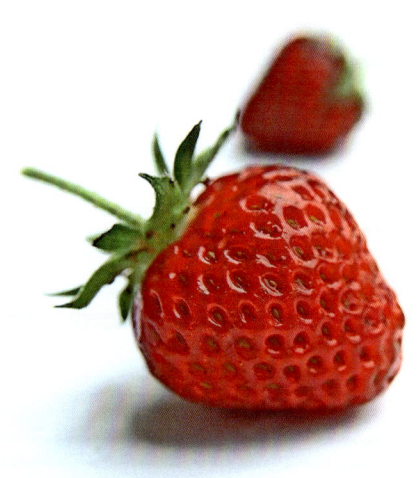

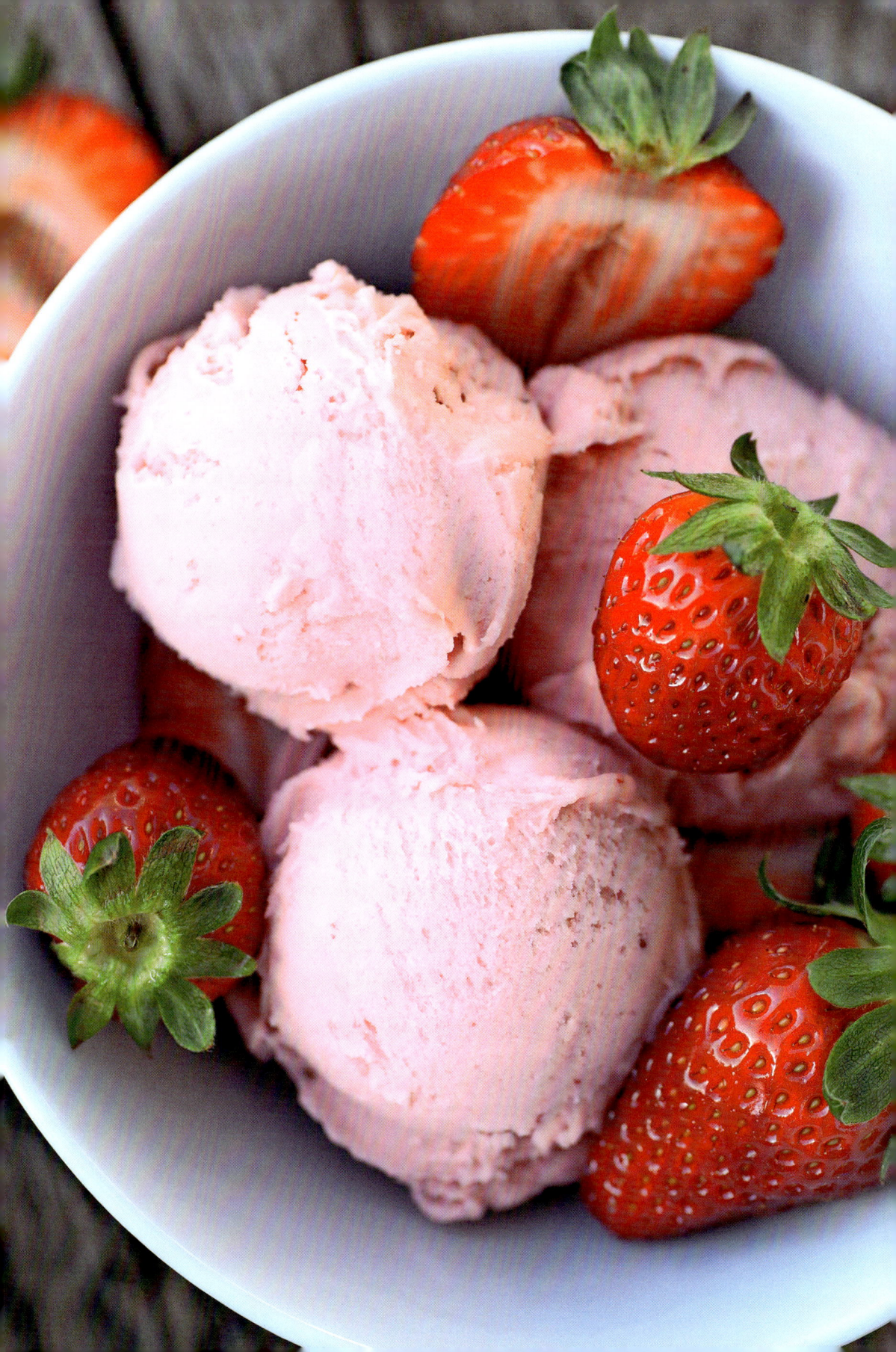

Zitronenquarkspeise mit Himbeerkompott

Ein frisches und fruchtiges Dessert, preiswert

Zutaten für 2 Portionen

Himbeerkompott
250 g Himbeeren
1 TL Vanillezucker
1 Msp. Vanillemark

Zitronenquark
1 Pck. Magerquark
½ Becher Joghurt, 1,5 % Fett
4 EL Buttermilch oder Milch, 1,5 % Fett
1 EL Zitronen- oder Limettensaft
½ TL ger. Zitronenschale
1 EL brauner Zucker

Zubereitungszeit
ca. 10 Minuten

Nährwerte pro Portion
205 Kilokalorien/857 Kilojoule
21 g Eiweiß
1 g Fett
24 g Kohlenhydrate
8 g Ballaststoffe
287 mg Calcium
36 mg Vitamin C

Zubereitung

1| Himbeeren waschen und putzen. Mit dem Vanillezucker und dem Vanillemark verrühren und zur Seite stellen.
2| Quark, Joghurt und Buttermilch mit einem Schneebesen glatt rühren. Den Quark mit Zitronensaft, Zitronenschale und Zucker abschmecken.
3| Den Quark abwechselnd mit dem Himbeerkompott vorsichtig in zwei hohe Dessertgläser füllen.

Küchentipps
Bei Zitronen, deren Schalen man verwenden möchte, unbedingt Bio-Ware kaufen, da diese Schalen nicht mit Konservierungsstoffen und Wachsen belastet sind. Dennoch auch diese Früchte vor der Verwendung immer heiß abspülen.
Wer auf Zucker verzichten möchte, kann diesen durch einige Spritzer flüssigen Süßstoff ersetzen.

Rhabarbergrütze mit Vanillequark

Ein preisgünstiger Saisongenuss

Zutaten für 2 Portionen

Grütze
300 g rotstieliger Rhabarber
1 EL brauner Zucker
40 ml Apfelsaft
2 TL Speisestärke

Quark
½ Pck. Magerquark (125 g)
½ kleines Glas Milch,
  1,5 % Fett (50 ml)
½ Vanillestange
1 TL brauner Zucker oder
  einige Spritzer Süßstoff

Zubereitungszeit
ca. 10 Minuten
Garzeit
ca. 5 Minuten
Kühlzeit
ca. 1 Stunde

Nährwerte pro Portion
137 Kilokalorien/573 Kilojoule
10 g Eiweiß
1 g Fett
20 g Kohlenhydrate
3 g Ballaststoffe
184 mg Calcium
16 mg Vitamin C
0,5 mg Vitamin E

Zubereitung

1| Rhabarber waschen, putzen, schälen und in ca. 2 cm breite Stücke schneiden. Zucker in einem kleinen Topf karamellisieren und mit Apfelsaft ablöschen, den Rhabarber zufügen und unter Rühren köcheln, bis sich der Zucker gelöst hat. Solange kochen lassen, bis der Rhabarber zerfallen ist, ggf. noch etwas Wasser zufügen.

2| Stärke in wenig kaltem Wasser anrühren und unter Rühren in den Rhabarber geben, 1 Minute kochen lassen und in zwei Dessertschälchen füllen, abkühlen lassen. Grütze für 1 Stunde in den Kühlschrank stellen.

3| Quark und Milch mit einem Schneebesen glatt rühren, Vanilleschote der Länge nach halbieren und das Mark mit einem scharfen Messer herauskratzen. Vanillemark und Süßungsmittel unter den Quark rühren und die Grütze damit verzieren.

Mango-Melonen-Dessert

Ideal für Gäste

Zutaten für 2 Portionen

½ kleine Honigmelone
1 reife, kleine Mango
1 EL Zitronensaft
2 EL Orangen- oder Mangosaft
1 EL gehackte Minzeblättchen
200 g Joghurt, 1,5 % Fett
100 g Magerquark
1 EL flüssiger Honig oder Agaven-Dicksaft

Zubereitungszeit
ca. 10 Minuten
Marinierzeit
ca. 10 Minuten

Nährwerte pro Portion
237 Kilokalorien/992 Kilojoule
12 g Eiweiß
2 g Fett
40 g Kohlenhydrate
2 g Ballaststoffe
220 mg Calcium
82 mg Vitamin C

Zubereitung

1| Melone entkernen und das Fruchtfleisch in ca. 2 cm große Würfel schneiden. Mango schälen, Fruchtfleisch vom Stein schneiden und ebenfalls in 2 cm große Würfel schneiden. Obstwürfel mit den beiden Säften und den Minzeblättchen vermischen und ca. 10 Minuten marinieren.

2| Joghurt mit dem Quark glatt rühren und mit dem Honig bzw. Dicksaft süßen. Zwei hohe Dessertgläser abwechselnd mit dem Joghurt und dem Mango-Melonen-Mix befüllen.

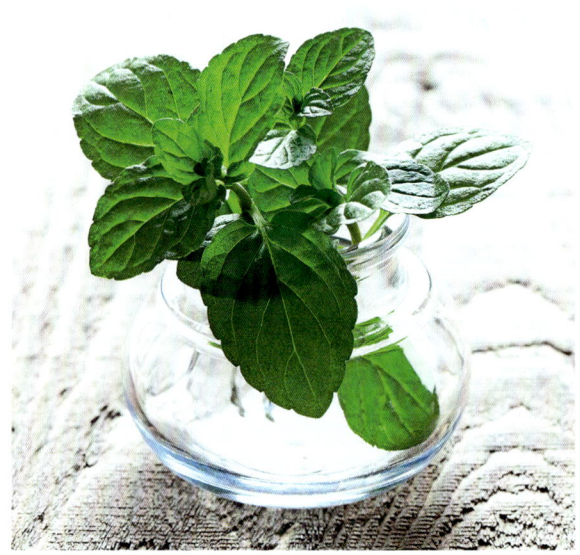

Erdbeer-Kokos-Quark

Ausgesprochen lecker und schnell zubereitet

Zutaten für 2 Portionen

250 g frische, reife Erdbeeren
1 Pck. Magerquark (250 g)
2 EL Kokosmilch
1 EL Kokosraspel

Zubereitungszeit
ca. 10 Minuten

Nährwerte pro Portion
168 Kilokalorien/702 Kilojoule
18 g Eiweiß
4 g Fett
13 g Kohlenhydrate
3 g Ballaststoffe
186 mg Calcium
79 mg Vitamin C

Zubereitung

1| Erdbeeren vorsichtig waschen, entkelchen und vierteln. Die Hälfte der Erdbeeren mit einem Stabmixer pürieren.
2| Quark und Kokosmilch mit einem Schneebesen verrühren, Erdbeermus und Kokosraspel untermengen. Restliche Erdbeeren vorsichtig unter den angerührten Quark heben.

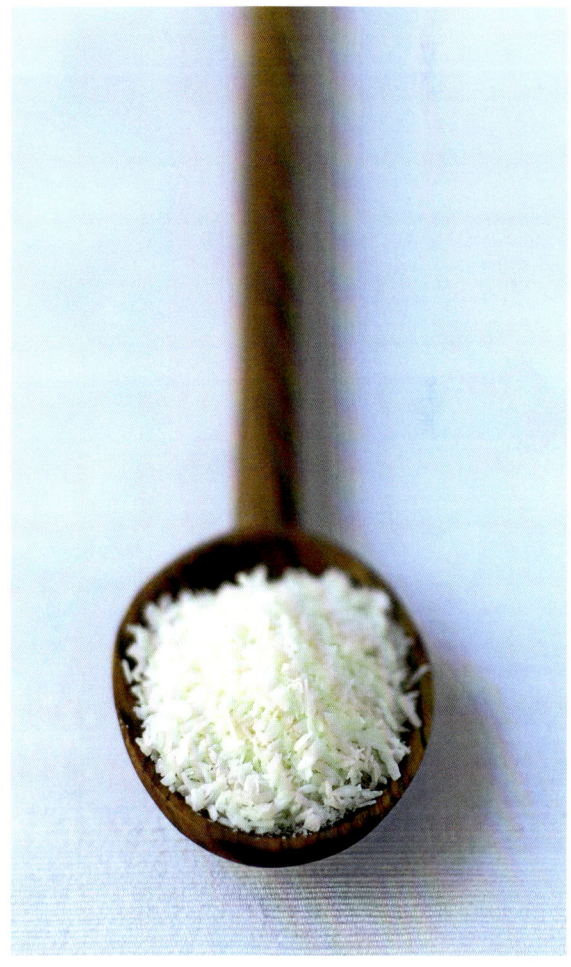

Mandelpudding mit Amarenakirschen

Sehr aromatisch, gut vorzubereiten

Zutaten für 2 Portionen

½ Pck. Mandelpuddingpulver
1 EL Zucker
250 ml Milch, 1,5 % Fett
2 EL Amarenakirschen (Glas)

Zubereitungszeit
ca. 5 Minuten
Garzeit
ca. 4 Minuten
Kühlzeit
ca. 2 Stunden

Nährwerte pro Portion
187 Kilokalorien/783 Kilojoule
4 g Eiweiß
2 g Fett
37 g Kohlenhydrate
0,5 g Ballaststoffe
153 mg Calcium

Zubereitung

1| Das Puddingpulver, den Zucker und 2 Esslöffel kalte Milch in einen Schüttelbecher geben und kräftig schütteln, sodass sich alles gut vermischt. Restliche Milch zum Kochen bringen, kurz vor dem Kochen der Milch, den Schüttelbecher noch mal kräftig schütteln und den Puddingpulver-Milch-Mix unter Rühren in die kochende Milch gießen. Pudding 1 Minute unter Rühren kräftig kochen lassen und in zwei Dessertschalen füllen. Pudding abkühlen lassen und 2 Stunden kalt stellen.

2| Mit den Amarenakirschen garniert servieren.

Pfirsich-Buttermilch-Speise mit Beeren

Durch den Beerenmix ein ballaststoffreicher Nachtisch, gut für Gäste

Zutaten für 2 Portionen

Pfirsich-Buttermilch-Speise
2 Blatt Gelatine
2 reife Pfirsiche
2 EL Orangensaft
200 ml Buttermilch
1 EL Zucker
1½ EL Zitronensaft
50 ml Sojasahne

Marinierte Beeren
2 geh. EL Himbeeren
2 geh. EL Heidelbeeren
2 geh. EL Brombeeren
2 Zweige Zitronenmelisse
1 EL Holundersirup

Zubereitungszeit
ca. 30 Minuten
Quellzeit
ca. 10 Minuten
Kühlzeit
ca. 4 Stunden

Nährwerte pro Portion
241 Kilokalorien/1008 Kilojoule
6 g Eiweiß
5 g Fett
33 g Kohlenhydrate
6 g Ballaststoffe
167 mg Calcium
33 mg Vitamin C

Zubereitung

1| Die Gelatine in kaltem Wasser ca. 10 Minuten einweichen. Pfirsiche waschen, die Haut mit einem scharfen Messer über Kreuz einritzen, Pfirsiche in kochendem Wasser 1 Minute blanchieren, mit eiskaltem Wasser abschrecken und gut abtropfen lassen. Die Haut abziehen, Pfirsiche halbieren, entsteinen und das Fruchtfleisch in kleine Würfel schneiden. 2 Esslöffel der Pfirsichwürfel beiseitestellen, restliche Fruchtwürfel mit dem Orangensaft in ein hohes Gefäß geben und mit einem Pürierstab sehr fein mixen.

2| Das Fruchtmus mit der Buttermilch und dem Zucker verrühren. Den Zitronensaft leicht erwärmen und die ausgedrückte Gelatine darin unter Rühren auflösen. 2 Esslöffel der Pfirsich-Buttermilch-Masse unter Rühren zugeben und Gelatinemasse dann unter die restliche Fruchtbuttermilch rühren. Die Masse ca. 1 Stunde kalt stellen. Sobald sie fest zu werden beginnt, die Sahne steif schlagen und vorsichtig mit den Pfirsichwürfeln unter die Buttermilchmasse heben.

3| In zwei hohe Dessertgläser füllen und weitere 3 Stunden kalt stellen.

4| Die Zitronenmelisse waschen, die Blättchen abzupfen und in feine Streifen schneiden. Die Beeren waschen, evtl. entkelchen und vorsichtig mit dem Holundersirup und der Zitronenmelisse vermischen und 20 Minuten marinieren. Die Beerenmischung auf dem Buttermilchdessert verteilen und servieren.

Pfirsichblechkuchen

Ideal wenn Gäste kommen

Zutaten für 1 Blech
(24 Stücke)

170 g Diätmargarine
300 g Dinkelmehl, Typ 650
½ TL Zimt
220 g Zucker
1 TL Diätmargarine zum Fetten des Bleches
½ l Milch, 1,5 % Fett
2 Pck. Vanillepuddingpulver
1 Dose Pfirsiche, ungezuckert
1 kg Magerquark
2 Pck. klarer Tortenguss

Zubereitungszeit
ca. 30 Minuten
Backzeit
ca. 1 Stunde
Kühlzeit
mind. 2 Stunden

Ein Stück enthält
201 Kilokalorien/842 Kilojoule
8 g Eiweiß
6 g Fett
27 g Kohlenhydrate
1 g Ballaststoffe
81 mg Calcium
5 mg Vitamin E

Zubereitung

1| Fett schmelzen, mit Mehl, Zimt und 150 g Zucker mit den Händen zu Streuseln verkneten. Ein Backblech einfetten und die Streusel als Kuchenboden auf das Blech drücken. 400 ml Milch aufkochen lassen, Vanillepuddingpulver, restliche Milch und 35 g Zucker glatt rühren. Sobald die Milch kocht, das angerührte Puddingpulver mit einem Schneebesen in die kochende Milch rühren. Pudding unter ständigem Rühren 1 Minute sprudelnd kochen lassen.

2| Den Backofen auf 175 °C (Ober- und Unterhitze) vorheizen.

3| Pfirsiche abgießen, den Saft dabei auffangen und mit Wasser auf 500 ml Flüssigkeit auffüllen. Pfirsiche dann in Spalten schneiden.

4| Pudding in eine Schüssel füllen und den Quark gut untermischen. Puddingmasse auf dem Kuchenboden gleichmäßig auftragen. Die abgetropften Pfirsiche auf dem Kuchen verteilen und im heißen Ofen 1 Stunde backen.

5| Den abgemessenen Pfirsichsud, Tortenguss und restlichen Zucker verrühren und in einem kleinen Topf aufkochen lassen. Gleichmäßig über dem gebackenen Kuchen verteilen und abkühlen lassen. Kuchen im Kühlschrank 2 Stunden kühl stellen.

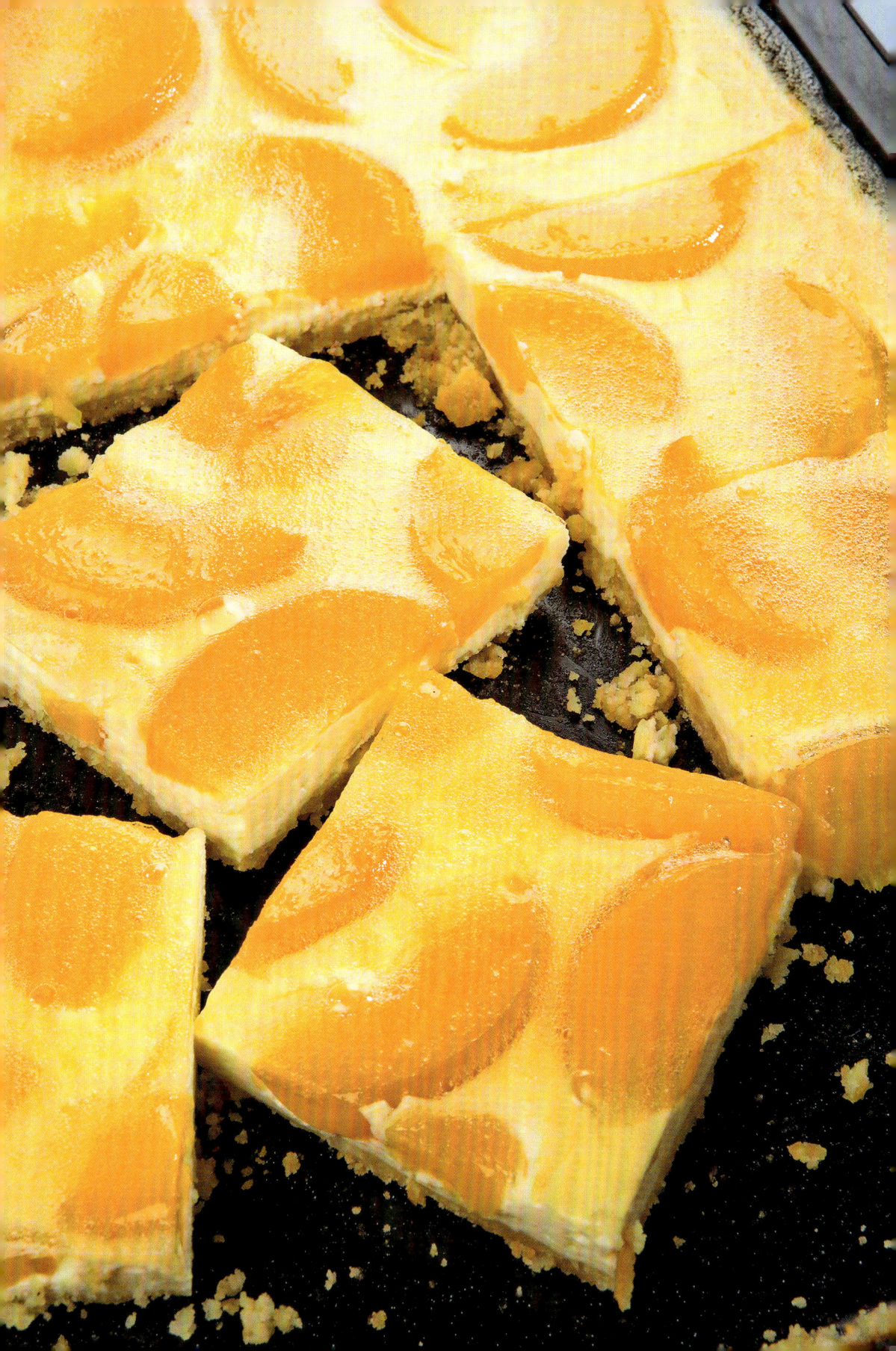

Rezeptregister

Frühstück
Apfel-Müsli   20
Lachs-Frischkäsebrot mit Paprikawürfel   22
Zitrusfruchtsalat mit Vanillequark   24
Hüttenkäse mit Tomate und Schafskäse   25
Fruchtiger Käsesalat   26
Genießerfrühstück   28
Zucchini-Rührei   29
Champignon-Krabben-Rührei   30
Erdbeer-Sauerkirsch-Konfitüre   31
Aprikosen-Vanille-Konfitüre   32

Getränke und Smoothies
Chai   34
Eistee   36
Fruchtiger Apfel-Eistee   37
Johannisbeer-Eistee   38
Sommercocktail   39
Beeren-Smoothie   40
Scharfer Mango-Lassi   42
Abwehrcocktail   43
Grapefruit-Erdbeer-Shake   44
Heidelbeer-Buttermilch-Shake   45
Bananen-Kaffee-Mix   46
Latte macchiatio mit Marzipan   47
Weihnachtliche Chai-Latte   48

Vorspeisen und Snacks
Tomaten-Avocado-Spieße mit Mozzarella   50
Garnelen-Champignon-Spieße   51
Selbst gemachte Focaccia   52
Gefüllte Tomaten   54
Lachs-Avocado-Imbiss   56
Heringsbrötchen mit fruchtigem Dressing   57
Kürbiskernbrötchen mit Makrele   58
Lachsfrikadelle   59
Bunte Gemüsesticks mit Knoblauch-Dip   60
Überbackene Crostinis mit Paprika-Tomaten-Salat   62

Salate
Nudelsalat   64
Kichererbsensalat Caprese   65
Frühlingskartoffelsalat   66
Rote-Beete-Rohkostsalat mit Apfel   67
Sommer-Reissalat   68
Brokkoli-Salat mit Ingwer-Vinaigrette   69
Tomaten-Kresse-Salat   70
Kohlrabi-Apfel-Rohkostsalat   71
Bunter Feldsalat   72
Kisir – türkischer Bulgursalat   74
Gemischter Blattsalat   76
Linsensalat   77
Eisbergsalat mit fruchtigem Paprika-Dressing   78

Suppen
Frühlingssuppe   80
Kartoffelsuppe mit Lachs   82
Hokkaido-Cremesuppe   84
Selleriesuppe Norderney   86
Scharfe Karottensuppe   87
Paprikasuppe mit Basilikumnocken   88
Mairübchen-Cremesuppe mit Schnittlauchcreme   90
Tomatensuppe aus dem Backofen mit Knoblauchcroûtons   91
Indischer Eintopf   92
Herbstliche Minestrone   94
Gemüseeintopf   95
Kartoffel-Brokkoli-Suppe   96

Saucen und Dips
Kürbispesto   98
Spanische rote Mojo-Sauce   99
Ketchup selbst gemacht   100
Griechischer Dip   101
Bärlauch-Dip   102
Kichererbsen-Creme   103
Avocado-Salsa   104
Melonen-Salsa   106
Tomaten-Salsa   107
Sardellen-Sauce   108

Hauptgerichte

Hauptgerichte mit Fleisch
Hackfleischpfanne Kreta   110
Hackbällchen mit Zucchini und Feta   111
Steak vom Spieß   112
Weißkohl und Schweinefleisch aus dem
   Wok   114
Bunter Reis-Hühner-Topf   115
Putengulasch „Ungarische Art"   116
Marokkanisches Lammragout   117
Asiapfanne mit Hähnchen   118

Hauptgerichte mit Fisch
Makrelen mit Ratatouille   120
Victoria-Seebarsch überbacken   122
Thunfisch Roma   123
Spaghetti mit scharfer Thunfisch-
   Tomatensauce   124
Matjes mit Gemüserösti   125
Zitronenlachs mit Spinat   126
Schollenröllchen mit Frühlingsgemüse   128
Nudel-Lachs-Nester   129
Farfalle mit gebratenem Lachs   130
Penne Alfredo   131
Fisch-Gemüse-Wok   132
Scharfer Heilbutt mit
   Tex-Mex-Gemüse   144

Vegetarische Hauptgerichte
Asiatische Rosenkohlpfanne   134
Bunter Gemüse-Mix mit gebratenem
   Tofu   136
Gemüsecurry mit mariniertem Tofu   137
Vegetarischer Chilitopf   138
Bärlauch-Parmesan-Pfannkuchen   139
Gemüse-Reis-Bratlinge   140
Pellkartoffeln mit Kräuterquark   141
Kartoffel-Kohlrabi-Gratin   142
Penne mit Spinat   144
Pasta Luigi   146
Zucchini-Lasagne   147
Auberginen-Mozzarella-Päckchen   148

Beilagen
Kräuterkartoffeln   150
Kartoffeln India   151
Rotes Kartoffelpüree   152
Lauchpüree   153
Hokkaido-Spätzle   154
Knoblauch-Risotto   155
Kresse-Risotto   156
Kräuterweizen   157
Tagliatelle Tricolore   158
Spaghetti aglio olio   159
Butternusskürbis aus dem Ofen   160

Abendessen
Kräuter-Obatzer-Schnittchen   162
Dinkelbrot mit Tomaten-Frischkäse   163
Toast Caprese   164
Käseröllchen mit Toastbrot   166
Knoblauch-Kräuter-Brote aus der Pfanne   167
Schafskäse aus dem Ofen   168
Frühlingsschmarren mit Lachs   170
Toast Sylter Art   171
Matjes-Apfel-Brot   172
Makrelenbrötchen mit Radieschenquark   173
Limburger mit Musik und Pellkartoffeln   176

Desserts und Gebäck
Erdbeer-Joghurt-Eis   178
Zitronenquarkspeise mit Himbeer-
   kompott   180
Rhabarbergrütze mit Vanillequark   181
Mango-Melonen-Dessert   182
Erdbeer-Kokos-Quark   183
Mandelpudding mit Amarenakirschen   184
Pfirsich-Buttermilch-Speise mit Beeren   185
Pfirsichblechkuchen   186

Wichtige Adressen

Berufsverband Deutscher Rheumatologen e. V.
Dr. med. Ludwig H. Kalthoff
Forstring 16 a
44869 Bochum
Tel.: 02327 6049986
E-Mail: sekretariat@bdrh.de
www.bdrh.de

Deutsche Gesellschaft für Rheumatologie e. V.
Köpenicker Straße 48/49, Aufgang A
10179 Berlin
Tel.: 030 24048470
E-Mail: info@dgrh.de
http://dgrh.de

Deutsche Rheuma-Liga e. V.
Maximilianstraße 14
53111 Bonn
Tel.: 0228 766060
E-Mail: info@rheuma-liga.de
www.rheuma-liga.de

Rheumahilfswerk Deutschland e. V.
Hauptstraße 55
51491 Overath
Tel.: 02206 6255

Deutsche Arthrose-Hilfe e. V.
Postfach 110551
60040 Frankfurt
Tel.: 06831 946677
E-Mail: service@arthrose.de
www.arthrose.de

Deutsche Gesellschaft für Ernährung (DGE) e. V.
Godesberger Allee 18
53175 Bonn
Tel.: 0228 3776600
E-Mail: webmaster@dge.de
www.dge.de

ZEK - Zentrum und Praxis für Ernährungskommunikation, Diätberatung und Gesundheitspublizistik
Sven-David Müller, MSc.
Berliner Straße 11 c
15517 Fürstenwalde an der Spree
www.svendavidmueller.de

Deutsches Kompetenzzentrum Gesundheitsförderung und Diätetik (DKGD) e. V.
c/o Dipl.-Päd. Almut Müller, BA
Berliner Straße 11 c
15517 Fürstenwalde an der Spree
E-Mail: info@dkgd.de
www.dkgd.de

www.rheuma-online.de
Informationen zu rheumatischen Erkrankungen und Therapien, Rheuma-Lexikon, Erfahrungsaustausch und Chat.

http://rheuma-selbst-hilfe.at
Internisten mit Zusatzausbildung Rheumatologie, Ambulanzen, Selbsthilfegruppen, Formular-Download, Laborwerte, Rheuma-Lexikon, Aktuelles aus Medizin und Wissenschaft, Chats, Blogs.

Autoreninfo

Bestsellerautor **Sven-David Müller** gehört zu den bekanntesten Ernährungs- und Diätexperten im deutschsprachigen Raum. Mehr als 100 Gesundheitsratgeber, die in zwölf Sprachen und einer Gesamtauflage von mehr als vier Millionen Exemplaren erschienen sind, stammen aus seiner Feder. Er ist Träger des Bundesverdienstkreuzes und des Ehrenkreuzes erster Klasse für Kunst und Wissenschaft der Albert Schweitzer Gesellschaft. Diese Auszeichnungen erhielt er für seine besonderen Verdienste um die Volksgesundheit, insbesondere im Bereich Ernährungsaufklärung.

Es ist Sven-David Müller ein Anliegen, die wissenschaftlichen Erkenntnisse der Ernährungsmedizin und Diätetik einem breiten Publikum verständlich zu machen.

Christiane Weißenberger arbeitet als Diät- und Diabetesassistentin in Würzburg. Gemeinsam mit Sven-David Müller hat die zweifache Mutter bereits viele Ernährungsratgeber veröffentlicht und sich auf die Entwicklung neuer Rezepte spezialisiert.